Vitamix Blender Kochbuch für Einsteiger

1000 Tage lang ganz natürlich, schnell und einfach Vitamix Blender Rezepte für totale Gesundheit Verjüngung, Gewichtsverlust und Detox

Emi Kany

Inhaltsverzeichnis

Einführung 6

Kapitel 1: Grundlagen des Vitamix 5200 Blenders 7

Was ist der Vitamix 5200 Blender? 7

Teile und Funktionen 7

Betriebsanleitung 9

Vorteile des Vitamix Blenders 11

Reinigung und Wartung 12

Kapitel 2: Vorspeisen 14

Schnell & einfach Schwarzer Bohnen-Dip 14

Cremiger Avocado-Dip 15

Aromatischer Salsa-Dip 16

Gesunder Rote-Bete-Dip 17

Cremiger Spinat-Dip 18

Einfacher Jalapeno-Ranch-Dip 19

Feta-Rote-Paprika-Dip 20

Cashew-Queso-Dip 21

Zitronen-Knoblauch-Pistazien-Dip 22

Pikanter Chipotle-Ranch-Dip 23

Cremiger Feta-Dip 24

Curry-Cashew-Dip 25

Avocado-Salsa-Dip 26

Schneller Oliven-Dip 27

Cannellini-Bohnen-Dip 28

Geröstete Paprika Dip 29

Einfacher Avocado-Dip 30

Blumenkohl-Artischocken-Dip 31

Zitronen-Pfeffer-Käse-Dip 32

Tomate-Kichererbsen-Hummus 33

Geröstete Paprika Hummus 34

Einfache Oliventapenade 35

Mais-Salsa 36

Würzige Cranberry-Salsa 37

Perfekter Artischocken-Dip 38

Kapitel 3: Suppen & Salsas 39

Cremige Spargelsuppe 39

Kartoffel-Lauch-Suppe 40

Pikante Kürbissuppe 41

Tomate-Paprika-Suppe 42

Brokkoli-Suppe 43

Blumenkohlsuppe 44

Cremige Kürbissuppe 45
Einfache Zwiebelsuppe 46
Tomatillo-Ananas-Salsa 47
Scharfe Chipotle-Salsa 48
Beeren-Salsa 49
Leckere Garten-Salsa 50
Mango Salsa 51
Leckere Cranberry-Salsa 52
Erdbeer-Salsa 53

Kapitel 4: Dressing, Saucen & Aufstriche 54

Einfache Sauce Hollandaise 54
Mango-Senf-Sauce 55
Chimichurri-Soße 56
Chipotle-Soße 57
Enchilada-Soße 58
Kohlenhydratarme BBQ-Soße 59
Würzige Erdnuss-Sauce 60
Cremige Avocado-Sauce 61
Klassisches Caesar-Dressing 62
Cremiges Avocado-Dressing 63
Italienisches Salatdressing 64
Klassisches französisches Dressing 66
Pikantes Chipotle-Ranch-Dressing 67
Cremiges Tomatillo-Dressing 68
Salsa-Dressing 69
Einfaches Erdbeer-Dressing 70
Veganes griechisches Dressing 71
Mango-Zitronen-Dressing 72
Leckeres Tahini-Dressing 73
Honig-Senf-Dressing 74
Südwest-Dressing 75
Kichererbsen-Paprika-Aufstrich 76
Leckerer Sandwich-Aufstrich 77
Avocado-Sandwich-Aufstrich 79
Käse-Paprika-Aufstrich 80

Kapitel 5: Nachspeisen 81

Einfaches Lemon Curd 81
Erdbeer-Bananen-Sorbet 82
Mousse au Chocolat 83
Fluffiges Erdbeer-Mousse 84
Einfaches Kürbis-Mousse 85
Erdnussbutter-Mousse 86
Kürbis-Mousse 87
Himbeer Mousse 88
Kirsche Joghurt 89
Mango-Sorbet 90
Perfektes Ananaseis 91
Einfaches Erdbeereis 92

Blaubeer-Eiscreme 93
Pfirsich-Eiscreme 94
Erdbeer-Käsekuchen-Eiscreme 95
Einfaches Kirsch-Sorbet 96
Nutella-Bananen-Eiscreme 97
Chia Schokoladenpudding 98
Ananas-Mango-Sorbet 99
Himbeer-Sorbet 100
Blaubeer-Sorbet 101
Orange-Ananas-Sorbet 102
Kokosnuss Eis am Stiel 103
Kokosnuss-Kirsch-Eis am Stiel 104
Leckerer Blaubeer-Joghurt 105

Kapitel 6: Getränke 106

Gesunder Beeren-Smoothie 106
Wassermelone-Erdbeer-Smoothie 107
Banane-Kaffee-Smoothie 108
Dicker & cremiger Bananen-Smoothie 109
Zimt-Bananen-Smoothie 110
Gesunder Avocado-Spinat-Smoothie 111
Mango-Erdbeer-Smoothie 112
Gesunder Himbeer-Smoothie 113
Mix Beeren-Smoothie 114
Grüner Ananas-Smoothie 115
Kiwi-Erdbeer-Smoothie 116
Banane-Erdnussbutter-Smoothie 117
Wassermelone-Erdbeer-Smoothie 118
Spinat-Kirsche-Banane-Smoothie 119
Mango-Ananas-Pfirsich-Smoothie 120
Süßer Avocado-Smoothie 121
Zimt-Apfel-Smoothie 122
Pfirsich-Himbeer-Smoothie 123
Keks-Shake 124
Einfacher Erdbeer-Protein-Shake 125
Kaffee-Milchshake 126
Cremiger Erdbeer-Milchshake 127
Pfirsich Limonade 128
Gesunder Orangen-Smoothie 129
Einfache Ananaslimonade 130
Gesunder tropischer Smoothie 131
Spinat-Gurken-Smoothie 132
Gesunder Haferflocken-Smoothie ... 133
Banane-Kiwi-Smoothie 134
Cremiger Kirschen-Smoothie 135

Fazit 136

Einführung

Der Vitamix 5200 ist eines der beliebtesten und meistverkauften Modelle der leistungsstarken Mixer auf dem Markt. Das Vitamix 5200 Modell wurde erstmals im Jahr 2007 eingeführt, so dass es in der Nähe von etwa 14 Jahren der Geschichte, Haltbarkeit und Zuverlässigkeit hat. Die Tausende von Kundenrezensionen machen ihn zu einem der beliebtesten Küchenhelfer. Er erfüllt Ihre Mixer-Bedürfnisse, indem Sie einfach gefrorenes Obst oder Gemüse hinzufügen und innerhalb weniger Sekunden einen gesunden Smoothie zubereiten. Der Vitamix 5200 ist ein Hochleistungsmixer, der mit einer Geschwindigkeit von 37000 Umdrehungen pro Minute arbeitet und dessen lasergeschnittene Edelstahlklingen aus rostfreiem Flugzeugstahl gefertigt sind. Das Vitamix-Bedienfeld ist aus einfachen und variablen Geschwindigkeitskontrollen gemacht. Es kommt mit 10 variablen Geschwindigkeitseinstellungen, die genug sind, um alles innerhalb weniger Sekunden zu mischen.

Der Vitamix 5200 verfügt über einen Überlastungsschutz, der eine automatische Abschaltung des Motors ermöglicht. Seine Selbstreinigungsfunktion macht den täglichen Reinigungsprozess sehr einfach. Der leistungsstarke Motor des Mixers ist mit einem Radiallüfter-Kühlsystem ausgestattet, das hilft, die Motortemperatur während des Mixvorgangs zu senken. Der Behälter des Vitamix-Mixers wird mit einem 2-teiligen Deckel geliefert. Entfernen Sie den Deckelstopfen während des Mixvorgangs, um Zutaten hinzuzufügen, und setzen Sie einen Stampfer ein, um die Zutaten nach unten zu drücken und die Luftspalten zu entfernen, ohne den Deckel abzunehmen.

Dieses Kochbuch enthält gesunde und leckere Vitamix Mixer Rezepte, die aus verschiedenen Kategorien wie Vorspeisen, Suppen, Salsas, Dressings, Saucen, Aufstriche, Desserts und Getränke stammen. Die Rezepte in diesem Buch sind einzigartig und in einer leicht verständlichen Form geschrieben. Alle Rezepte beginnen mit ihrer Zubereitungs- und Kochzeit (Mixen), gefolgt von einer Schritt-für-Schritt-Anleitung. Am Ende eines jeden Rezepts sind die Nährwertangaben aufgeführt. Die Nährwertangaben helfen dabei, den Überblick über die tägliche Kalorienzufuhr zu behalten. Es gibt verschiedene Bücher zu diesem Thema auf dem Markt, danke, dass Sie sich für mein Kochbuch entschieden haben. Ich hoffe, Sie lieben und genießen alle Rezepte in diesem Buch.

Kapitel 1: Grundlagen des Vitamix 5200 Blenders

Was ist der Vitamix 5200 Blender?

Der Vitamix 5200 Mixer ist einer der fortschrittlichsten und beliebtesten Hochleistungsmixer auf dem Markt. Der Vitamix Mixer ist groß in der Größe und sein einfaches Design gibt ihm ein klassisches Aussehen. Der zuverlässige und leistungsstarke Vitamix Mixer ist in der Lage, alles zu zerkleinern, was Sie in seinen Behälter geben. Mit einem Vitamix Mixer können Sie erhitzen, mischen, hacken, pürieren und mahlen, was immer Sie wollen. Der Mixer verfügt über einen leistungsstarken schwedischen Motor, der mit 1380 Watt arbeitet und 2 Pferdestärken erzeugt, um die Edelstahlklinge mit mehr als 37000 Umdrehungen pro Minute zu drehen und alles reibungslos zu mischen.

Der Vitamix 5200 Standmixer ist mit einfach zu bedienenden Kippschaltern ausgestattet und verfügt über variable Regler mit 10 Geschwindigkeiten, um Eis zu crushen und die härtesten Zutaten einfach zu zerkleinern und perfekte Ergebnisse zu erzielen. Seine lasergeschnittene Klinge aus Edelstahl kommt mit den härtesten Zutaten zurecht und liefert Ihnen perfekte Mixergebnisse, wann immer Sie Ihr Lieblingsgetränk im Vitamix Mixer zubereiten. Sein 64 oz großer, klarer Kunststoffbehälter besteht aus BPA-freiem Tritan-Copolyester-Material. Um eine heiße Suppe zu machen, arbeitet der Vitamix Blender mit hoher Geschwindigkeit, um Reibungshitze zu erzeugen und Ihre kalten Zutaten innerhalb von 6 Minuten in dampfend heiße Suppe zu verwandeln. Nach jedem Gebrauch lässt sich der Vitamix Mixer leicht selbst reinigen. Sie müssen nur einen Tropfen Spülmittel und etwas warmes Wasser in den Behälter geben, dann reinigt er sich innerhalb von 30 bis 60 Sekunden. Der Mixer hat ein fortschrittliches Kühlsystem im Motor, um ihn während des Betriebs kühl zu halten. Wenn der Motor des Mixers überhitzt ist, hat er eine automatische Abschaltfunktion, um ein Verbrennen zu verhindern. Die Mixer wiegen 10,6 Pfund und mit der Dimension 20,5 x 8,75 x 7,25 Zoll nimmt es weniger Platz auf Ihrer Küchenarbeitsplatte.

Teile und Funktionen

1. **Container**

Der Vitamix-Behälter hat ein Fassungsvermögen von 64 oz (2 Liter), eine Höhe von 20

Zoll und ist mit einer deutlichen Messmarkierung versehen. Die Behälter bestehen aus speziellem, schlagfestem, BPA-freiem Kunststoffmaterial, bekannt als Eastman Tritan Co-Polyester. Diese hochbelastbaren Behälter sitzen auf einem quadratischen Gummipad, um sie stabil zu halten und die während des Mischvorgangs entstehenden Vibrationen zu reduzieren. Der Behälter hat einen ergonomischen Griff, der mit einem Softgrip versehen ist, der das Drehen des Behälters beim Ausgießen erleichtert. Der Behälter hat einen speziellen 2-teiligen Deckel mit abnehmbarem Deckelstopfen. Sie können den Deckelstopfen während des Mixvorgangs abnehmen, um Zutaten hinzuzufügen. Sie können auch den Stampfer verwenden, um die Zutaten nach unten zu drücken und die Luftspalten zu entfernen, ohne den Deckel des Behälters während des Mixvorgangs abzunehmen.

2. Klingen-System

Die Klinge des Vitamix Mixers besteht aus gehärtetem Edelstahl in Flugzeugqualität. Die lasergeschnittenen Klingen sind so konzipiert, dass sie auch die härtesten Zutaten problemlos verarbeiten können. Die Klinge hat einen Durchmesser von 3 Zoll und rotiert mit einer Geschwindigkeit von 37000 U/min, um Ihre Zutaten reibungslos zu zerkleinern, zu mischen und zu zermahlen. Die Klingen, die mit einem Behälter geliefert werden, sind fest und nicht abnehmbar. Die nicht abnehmbare Klinge ist leicht zu reinigen, aber wenn Sie die Klinge wechseln möchten, benötigen Sie einen Schraubenschlüssel oder Sie müssen einen separaten Behälter kaufen. Der Mixer wird mit Nassklingenoptionen geliefert, wenn Sie die Nassklinge durch eine Trockenklinge ersetzen möchten, müssen Sie eine Trockenklinge separat als Zubehör kaufen.

3. Motor

Der Vitamix-Mixer verfügt über einen leistungsstarken Motor aus schwedischer Produktion, der mit 1380 W Leistung arbeitet und 2 PS erzeugt. Er dreht die Klingen des Mixers mit 37000 U/min, um Ihre Zutaten leicht zu zerkleinern und zu mischen. Der Motor ist mit einem fortschrittlichen thermischen Schutzsystem ausgestattet, das ein Durchbrennen verhindert und einen Überlastungsschutz bietet. Der Motor hat auch einen Radiallüfter, um die Motortemperatur während des Betriebs zu senken.

4. Steuerungssystem

Die Vitamix-Steuerung hat ein einfaches Design und einen klassischen Look. Sie verfügt über zwei Schalter und ein Einstellrad für eine Geschwindigkeit. Die Schalter sind aus Soft-Touch-Gummi gefertigt.

- **EIN/AUS-Schalter:** Mit diesem Schalter können Sie Ihren Mixer einfach EINschalten, indem Sie den Schalter nach oben drücken, und einfach AUSschalten, indem Sie den Schalter nach unten drücken.
- **Schalter Hoch/Variabel:** High wird für die schnellste Geschwindigkeit verwendet und Variable wird verwendet, um den Mixer mit verschiedenen Geschwindigkeiten zu betreiben. Vergewissern Sie sich immer, dass der High/Variable-Schalter auf die variable Position eingestellt ist, bevor Sie den ON/OFF-Schalter drücken. Starten Sie Ihren Mixer nicht mit der hohen Einstellung.
- **Schalter für den variablen Drehzahlregler:** Dieser Reglerschalter funktioniert nur, wenn der Schalter High/Variable auf Variable Einstellungen eingestellt ist. Sie können variable Einstellungen mit bis zu 10 verschiedenen Geschwindigkeitsstufen wählen.

Betriebsanleitung

Der Vitamix Mixer ist speziell für verschiedene Aufgaben wie Mixen, Pürieren, Entsaften, Suppen, Rührteige, Saucen, Gefriermischungen, Nasshacken und mehr konzipiert. Die folgende Schritt-für-Schritt-Bedienungsanleitung wird Ihnen helfen, Ihren Vitamix Mixer reibungslos zu bedienen.

- **Nassklingenbehälter**
  1. Stellen Sie Ihren Vitamix Mixer zunächst auf eine ebene Fläche und schließen Sie das Gerät an eine Steckdose an.
  2. Stellen Sie sicher, dass die Diät des Drehzahlreglers auf Position 1 eingestellt ist.
  3. Bevor Sie den Behälter auf den Motor aufsetzen, sollten Sie ihn mit Flüssigkeit und weichen Lebensmitteln füllen. Um präzisere Mixergebnisse zu erzielen, schneiden Sie Ihre Zutaten und Früchte in Stücke, bevor Sie sie in den Behälter geben.
  4. Nachdem Sie alle Zutaten in den Behälter gefüllt haben, schließen und verriegeln

Sie den 2-teiligen Deckel.

5. Setzen Sie nun den Nassschneidebehälter über den Motorsockel und stellen Sie ihn über die Zentrierauflage. Achten Sie darauf, dass der Nassschneidebehälter richtig eingestellt ist und über dem Motorsockel einrastet.
6. Stellen Sie den Schalter High/Variable auf die Position Variable. Starten Sie Ihren Mixer immer in der Position 1 variabel. Drücken Sie dann den ON/OFF-Schalter auf die ON-Position, um den Mixvorgang zu starten. Drehen Sie nun langsam am variablen Geschwindigkeitsregler, um die gewünschte Mixgeschwindigkeit einzustellen.
7. Zählen Sie die Mixdauer, um zu vermeiden, dass Sie Ihre Lebensmittel übermäßig verarbeiten.
8. Schalten Sie dann den Mixer aus, indem Sie den EIN/AUS-Schalter auf die Position OFF drücken, und warten Sie, bis die Klingen vollständig stillstehen. Nehmen Sie dann den Behälter sicher vom Motorsockel ab.
9. Jetzt ist Ihr Nassmischfutter fertig.

- **Dry Blade-Behälter**

1. Stellen Sie Ihren Vitamix Mixer zunächst auf eine ebene Fläche und schließen Sie das Gerät an eine Steckdose an.
2. Stellen Sie sicher, dass die Diät des Drehzahlreglers auf Position 1 eingestellt ist.
3. Geben Sie nun die trockenen Zutaten in einen Behälter und schließen und verriegeln Sie den 2-teiligen Deckel.
4. Setzen Sie den Trockenbehälter über den Motorsockel und stellen Sie ihn über die Zentrierauflage. Vergewissern Sie sich, dass der Nassklingenbehälter richtig eingestellt ist und über der Motorbasis einrastet.
5. Stellen Sie den Schalter High/Variable auf die Position Variable. Starten Sie Ihren Mixer immer in der Position 1 variabel. Drücken Sie dann den ON/OFF-Schalter auf die ON-Position, um den Mixvorgang zu starten. Drehen Sie nun langsam am variablen Geschwindigkeitsregler, um die gewünschte Mixgeschwindigkeit einzustellen.
6. Zählen Sie die Mixdauer, um zu vermeiden, dass Sie Ihre Lebensmittel zu stark verarbeiten.
7. Mahlen Sie trockene Zutaten nicht länger als 2 Minuten, da dies Ihren Mixer beschädigen kann.

8. Einige Kräuter geben beim Trockenschleifen das Öl ab. Es kann Ihren Behälter dauerhaft verfärben. Das Schleifen von Gewürzen und Kräutern über einen längeren Zeitraum kann dazu führen, dass Ihre Trockenschleifklinge durch den übermäßigen Gebrauch stumpf wird.
9. Schalten Sie dann den Mixer aus, indem Sie den EIN/AUS-Schalter auf die Position OFF drücken, und warten Sie, bis die Klingen vollständig stillstehen. Nehmen Sie dann den Behälter sicher vom Motorsockel ab.
10. Jetzt ist Ihr Trockenmahlgut fertig.

Vorteile des Vitamix Blenders

Der Vitamix 5200 Standmixer bietet verschiedene Vorteile, von denen einige im Folgenden genannt werden.

1. In wenigen Minuten eine gesunde Vollwertmahlzeit zubereiten

Der Vitamix 5200 Mixer ist eines der flexibelsten und vielseitigsten Geräte, mit dem Sie Saft, Suppen und sogar frisches Sorbet herstellen können, indem Sie einfach die gefrorenen Früchte und Beeren in einen Behälter mit wenig Wasser geben oder Sie können optional Eis verwenden. Verarbeiten Sie all dies in einem Vitamix-Behälter für ein paar Minuten und das gesunde, antioxidantienreiche Sorbet ist servierfertig.

2. Seine lasergeschnittene Klinge ist bereit, zähe Samen, Schalen und Stängel zu zerkleinern

Die Vitamix-Mixer arbeiten mit 37000 Umdrehungen pro Minute mit ihren geschärften Klingen. Er zerkleinert Samen, Schalen und Dampf leicht und macht Ihren Smoothie in wenigen Sekunden. Fügen Sie einige Gemüsesorten und Nüsse wie Grünkohl, Karotten, Kürbiskerne und Spinat hinzu und verarbeiten Sie diese innerhalb von 30 bis 60 Sekunden, und schon ist Ihr gesunder Smoothie servierfertig.

3. Einfach zu bedienen

Die Vitamix-Mixer kommen mit drei einfachen Bedienungstasten, in denen zwei Leber und ein Zifferblatt. Die Lebern dienen der ON/OFF-Funktion und der Einstellung der hohen/variablen Geschwindigkeit. Der mittig angeordnete Drehregler für die variable Geschwindigkeit dient zur Steuerung der Mixergeschwindigkeit innerhalb von 10 variablen Einstellstufen.

4. Sie können Speisen in einem Mixer zubereiten

Wenn Sie Ihre Speisen lange und ausgiebig pürieren, hilft er beim Kochen von Suppen, Fondues und Sirupen. Im Mixer sind keine Heizelemente vorhanden. Er erzeugt Wärme durch seine hohe Geschwindigkeit der Klingen. Sie müssen nur etwas rohes Gemüse und Wasser in einen Behälter geben und den Mixvorgang starten, und schon ist Ihre frische heiße Suppe innerhalb von drei Minuten fertig.

5. Leicht zu reinigen

Vergessen Sie nicht, den Mixer nach jedem Gebrauch zu reinigen. Bei Vitamix-Mixern ist der Reinigungsprozess sehr einfach. Sie müssen nur etwas Wasser mit Flüssigwaschmittel in einen Behälter geben und ihn bei hohen Einstellungen 30 Sekunden bis 1 Minute lang schleudern.

Reinigung und Wartung

1. **Container**
    - Füllen Sie den Behälter zur Hälfte mit warmem Wasser und geben Sie einige Tropfen flüssige Spülmittel hinein.
    - Schließen und verriegeln Sie den 2-teiligen Deckel über dem Behälter.
    - Stellen und verriegeln Sie den Behälter über dem Motorsockel und stellen Sie den variablen Regler auf Position 1 und starten Sie den Mixer.
    - Erhöhen Sie die Geschwindigkeit des Mixers langsam auf 1 bis 10 und wiegen Sie 30 bis 60 Sekunden lang bei hoher Geschwindigkeit.
    - Schalten Sie den Mixer aus und spülen Sie das Wasser ab.
2. **Deckel und Deckelverschluss**
    - Öffnen und trennen Sie den Deckel und den Deckelstecker.
    - Waschen Sie es in Seifenlauge
    - Halten und spülen Sie es unter fließendem Wasser ab und trocknen Sie es gründlich.
    - Setzen Sie den Deckel vor der Verwendung wieder zusammen.
3. **Sauberer Motorsockel**

- Ziehen Sie zunächst den Stecker des Motorsockels aus der Steckdose.
- Reinigen Sie den Motorsockel mit Hilfe eines feuchten Tuchs und Schwamms. Legen Sie den Motorsockel nicht ins Wasser.
- Entfernen Sie das Zentrierpad für eine gründliche Reinigung.
- Reinigen Sie die Schalter ordnungsgemäß mit einem weichen, feuchten Tuch.

Kapitel 2: Vorspeisen

Schnell & einfach Schwarzer Bohnen-Dip

Zubereitungszeit: 5 Minuten
Kochzeit: 1 Minute
Servieren: 8

Zutaten:

- 30 oz Dose schwarze Bohnen, abgetropft
- 1/4 Teelöffel Zwiebelpulver
- 1/4 Teelöffel geräucherter Paprika
- 1/4 Teelöffel gemahlener Kreuzkümmel
- 1/2 Teelöffel Chilipulver
- 1 1/2 Teelöffel Knoblauch, gehackt
- 1 Esslöffel frischer Limettensaft
- 1/2 Tasse feuergeröstete Tomaten, gewürfelt
- 1/2 Teelöffel Salz

Wegbeschreibung:

1. Geben Sie alle Zutaten in den Mixerbehälter. Sichern Sie den Deckel.
2. Beginnen Sie den Mixvorgang bei niedriger Geschwindigkeit, erhöhen Sie dann schnell auf die höchste Geschwindigkeit und mixen Sie 1 Minute lang oder bis Sie die gewünschte Konsistenz erreicht haben.
3. Servieren und genießen.

Nährwert (Menge pro Portion):

- Kalorien 105
- Fett 0,8 g
- Kohlenhydrate 19,7 g
- Zucker 1,2 g
- Eiweiß 5,8 g
- Cholesterin 0 mg

Cremiger Avocado-Dip

Zubereitungszeit: 5 Minuten

Kochzeit: 1 Minute

Servieren: 6

Zutaten:

- 1 Avocado, das Fruchtfleisch aushöhlen
- 1 Limettensaft
- 2 Esslöffel Wasser
- 1 Knoblauchzehe
- 1/2 Tasse frischer Koriander
- 1/3 Tasse Mayonnaise

Wegbeschreibung:

1. Geben Sie alle Zutaten in den Mixerbehälter. Sichern Sie den Deckel.
2. Beginnen Sie den Mixvorgang bei niedriger Geschwindigkeit, erhöhen Sie dann schnell auf die höchste Geschwindigkeit und mixen Sie, bis alles glatt ist.
3. Servieren und genießen.

Nährwert (Menge pro Portion):

- Kalorien 122
- Fett 10,9 g
- Kohlenhydrate 6,8 g
- Zucker 1,2 g
- Eiweiß 0,9 g
- Cholesterin 3 mg

Aromatischer Salsa-Dip

Zubereitungszeit: 5 Minuten
Kochzeit: 1 Minute
Servieren: 10

Zutaten:

- 1 Tasse Salsa
- 1 Tasse frischer Koriander
- 2 Teelöffel Taco-Gewürz
- 3/4 Tasse saure Sahne

Wegbeschreibung:

1. Geben Sie alle Zutaten in den Mixerbehälter. Sichern Sie den Deckel.
2. Beginnen Sie den Mixvorgang bei niedriger Geschwindigkeit, erhöhen Sie dann schnell auf die höchste Geschwindigkeit und mixen Sie, bis alles glatt ist.
3. Servieren und genießen.

Nährwert (Menge pro Portion):

- Kalorien 119
- Fett 7,8 g
- Kohlenhydrate 7,8 g
- Zucker 0,8 g
- Eiweiß 5,1 g
- Cholesterin 19 mg

Gesunder Rote-Bete-Dip

Zubereitungszeit: 5 Minuten
Kochzeit: 1 Minute
Servieren: 8

Zutaten:

- 1 Tasse eingelegte Rüben, die Flüssigkeit abgießen
- 20 oz Dose weiße Bohnen, abgetropft
- 1 1/2 Esslöffel Essig
- 1/4 Tasse Olivenöl
- 2 Knoblauchzehen
- 3 Esslöffel frischer Zitronensaft
- 1 Esslöffel Zitronenschale
- 1/3 Tasse Tahini
- 1/2 Teelöffel Salz

Wegbeschreibung:

1. Geben Sie alle Zutaten in den Mixerbehälter. Sichern Sie den Deckel.
2. Beginnen Sie den Mixvorgang bei niedriger Geschwindigkeit, erhöhen Sie dann schnell auf die höchste Geschwindigkeit und mixen Sie, bis alles glatt ist.
3. Servieren und genießen.

Nährwert (Menge pro Portion):

- Kalorien 207
- Fett 11,9 g
- Kohlenhydrate 22,4 g
- Zucker 4,4 g
- Eiweiß 7,2 g
- Cholesterin 0 mg

Cremiger Spinat-Dip

Zubereitungszeit: 5 Minuten
Kochzeit: 1 Minute
Servieren: 12

Zutaten:

- 10 oz gefrorener Spinat, aufgetaut & abgetropft
- 1/2 Teelöffel Knoblauchpulver
- 1/4 Teelöffel Cayennepfeffer
- 8 oz saure Sahne
- 1 Esslöffel frischer Limettensaft

Wegbeschreibung:

1. Geben Sie alle Zutaten in den Mixerbehälter. Sichern Sie den Deckel.
2. Beginnen Sie den Mixvorgang bei niedriger Geschwindigkeit, erhöhen Sie dann schnell auf die höchste Geschwindigkeit und mixen Sie, bis alles glatt ist.
3. Servieren und genießen.

Nährwert (Menge pro Portion):

- Kalorien 339
- Fett 10 g
- Kohlenhydrate 56,1 g
- Zucker 22 g
- Eiweiß 7,5 g
- Cholesterin 76 mg

Einfacher Jalapeno-Ranch-Dip

Zubereitungszeit: 5 Minuten
Kochzeit: 1 Minute
Servieren: 4

Zutaten:

- 8 oz Dose Jalapeno-Paprika mit Saft
- 1 Becher saure Sahne
- 1 Tasse Mayonnaise
- 1/2 Teelöffel Knoblauchpulver
- 1/4 Tasse frischer Koriander
- 1/2 Teelöffel Pfeffer
- 1 Teelöffel Salz

Wegbeschreibung:

1. Geben Sie alle Zutaten in den Mixerbehälter. Sichern Sie den Deckel.
2. Beginnen Sie den Mixvorgang bei niedriger Geschwindigkeit, erhöhen Sie dann schnell auf die höchste Geschwindigkeit und mixen Sie, bis alles glatt ist.
3. Servieren und genießen.

Nährwert (Menge pro Portion):

- Kalorien 354
- Fett 31,7 g
- Kohlenhydrate 17 g
- Zucker 4 g
- Eiweiß 2,5 g
- Cholesterin 41 mg

Feta-Rote-Paprika-Dip

Zubereitungszeit: 5 Minuten
Kochzeit: 1 Minute
Servieren: 8

Zutaten:

- 1/2 Tasse Dose geröstete rote Paprika, abgetropft
- 8 oz Fetakäse
- 1/3 Tasse kaltgepresstes Olivenöl
- 4 Knoblauchzehen
- Pfeffer
- Salz

Wegbeschreibung:

1. Geben Sie alle Zutaten in den Mixerbehälter. Sichern Sie den Deckel.
2. Beginnen Sie den Mixvorgang bei niedriger Geschwindigkeit, erhöhen Sie dann schnell auf die höchste Geschwindigkeit und mixen Sie, bis alles glatt ist.
3. Servieren und genießen.

Nährwert (Menge pro Portion):

- Kalorien 155
- Fett 14,6 g
- Kohlenhydrate 2,8 g
- Zucker 1,9 g
- Eiweiß 4,3 g
- Cholesterin 25 mg

Cashew-Queso-Dip

Zubereitungszeit: 5 Minuten
Kochzeit: 1 Minute
Servieren: 8

Zutaten:

- 1 Tasse Cashews
- 1/2 Teelöffel Chilipulver
- 1 Knoblauchzehe
- 1/2 Teelöffel Paprika
- 1 Teelöffel Zwiebelpulver
- 1/3 Tasse Marinara-Sauce
- 3/4 Tasse heißes Wasser
- Pfeffer
- Salz

Wegbeschreibung:

1. Geben Sie alle Zutaten in den Mixerbehälter. Sichern Sie den Deckel.
2. Beginnen Sie den Mixvorgang bei niedriger Geschwindigkeit, erhöhen Sie dann schnell auf die höchste Geschwindigkeit und mixen Sie, bis alles glatt ist.
3. Servieren und genießen.

Nährwert (Menge pro Portion):

- Kalorien 110
- Fett 8,3 g
- Kohlenhydrate 7,6 g
- Zucker 1,9 g
- Eiweiß 2,9 g
- Cholesterin 0 mg

Zitronen-Knoblauch-Pistazien-Dip

Zubereitungszeit: 5 Minuten
Kochzeit: 1 Minute
Servieren: 8

Zutaten:

- 1/4 Tasse Pistazien
- 1 Tasse geschälte Edamame, gekocht
- 1/2 Tasse Wasser
- 2 Esslöffel Olivenöl
- 1 frische Zitrone Saft
- 1 Knoblauchzehe
- 1/2 Tasse frische Petersilie
- Pfeffer
- Salz

Wegbeschreibung:

1. Geben Sie alle Zutaten in den Mixerbehälter. Sichern Sie den Deckel.
2. Beginnen Sie den Mixvorgang bei niedriger Geschwindigkeit, erhöhen Sie dann schnell auf die höchste Geschwindigkeit und mixen Sie 1 Minute lang oder bis Sie die gewünschte Konsistenz erreicht haben.
3. Servieren und genießen.

Nährwert (Menge pro Portion):

- Kalorien 64
- Fett 5,4 g
- Kohlenhydrate 2,4 g
- Zucker 0,6 g
- Eiweiß 2,3 g
- Cholesterin 0 mg

Pikanter Chipotle-Ranch-Dip

Zubereitungszeit: 5 Minuten
Kochzeit: 1 Minute
Servieren: 4

Zutaten:

- 2 Chipotle-Paprika in Adobo-Sauce
- 3 Esslöffel Wasser
- 1 Knoblauchzehe
- 1/2 Esslöffel frischer Limettensaft
- 1 Teelöffel getrockneter Dill
- 1/2 Teelöffel Zwiebelpulver
- 1 1/2 Teelöffel Knoblauchpulver
- 1/2 Tasse griechischer Joghurt
- 1/2 Tasse Mayonnaise
- Pfeffer
- Salz

Wegbeschreibung:

1. Geben Sie alle Zutaten in den Mixerbehälter. Sichern Sie den Deckel.
2. Beginnen Sie den Mixvorgang bei niedriger Geschwindigkeit, erhöhen Sie dann schnell auf die höchste Geschwindigkeit und mixen Sie, bis alles glatt ist.
3. Servieren und genießen.

Nährwert (Menge pro Portion):

- Kalorien 154
- Fett 10,6 g
- Kohlenhydrate 12,9 g
- Zucker 4,4 g
- Eiweiß 3,1 g
- Cholesterin 9 mg

Cremiger Feta-Dip

Zubereitungszeit: 5 Minuten
Kochzeit: 1 Minute
Servieren: 4

Zutaten:

- 7 oz Fetakäse, abgetropft
- 1/2 Teelöffel Zitronenschale
- 1 Esslöffel Olivenöl
- 1/2 Tasse saure Sahne
- Pfeffer
- Salz

Wegbeschreibung:

1. Geben Sie alle Zutaten in den Mixerbehälter. Sichern Sie den Deckel.
2. Beginnen Sie mit dem Mixen bei niedriger Geschwindigkeit, erhöhen Sie dann schnell auf die höchste Geschwindigkeit und mixen Sie, bis alles glatt und cremig ist.
3. Servieren und genießen.

Nährwert (Menge pro Portion):

- Kalorien 223
- Fett 20,1 g
- Kohlenhydrate 3,3 g
- Zucker 2,1 g
- Eiweiß 8 g
- Cholesterin 57 mg

Curry-Cashew-Dip

Zubereitungszeit: 5 Minuten
Kochzeit: 1 Minute
Servieren: 8

Zutaten:

- 1 Tasse Cashews
- 1/8 Teelöffel weißer Pfeffer
- 1/8 Teelöffel Knoblauchpulver
- 1/8 Teelöffel Cayennepfeffer
- 1/2 Teelöffel Currypulver
- 1 Zitronenschale
- 3 Esslöffel frischer Zitronensaft
- 1/3 Tasse Kokosnussmilch mit vollem Fettgehalt
- 3/4 Tasse Mayonnaise
- Salz

Wegbeschreibung:

1. Geben Sie alle Zutaten in den Mixerbehälter. Sichern Sie den Deckel.
2. Beginnen Sie den Mixvorgang bei niedriger Geschwindigkeit, erhöhen Sie dann schnell auf die höchste Geschwindigkeit und mixen Sie, bis alles glatt ist.
3. Servieren und genießen.

Nährwert (Menge pro Portion):

- Kalorien 257
- Fett 22,6 g
- Kohlenhydrate 13,5 g
- Zucker 3,6 g
- Eiweiß 3,7 g
- Cholesterin 6 mg

Avocado-Salsa-Dip

Zubereitungszeit: 5 Minuten
Kochzeit: 1 Minute
Servieren: 12

Zutaten:

- 2 Avocados, das Fruchtfleisch aushöhlen
- 1/4 Teelöffel gemahlener Kreuzkümmel
- 1/2 Teelöffel Knoblauchpulver
- 1 Knoblauchzehe
- 1/3 Tasse Zwiebel, gehackt
- 1/2 Tasse Koriander
- 1 Limettensaft
- 1 Jalapeno-Pfeffer
- 10 oz Tomatillos
- Salz

Wegbeschreibung:

1. Geben Sie alle Zutaten in den Mixerbehälter. Sichern Sie den Deckel.
2. Beginnen Sie den Mixvorgang bei niedriger Geschwindigkeit, erhöhen Sie dann schnell auf die höchste Geschwindigkeit und mixen Sie 1 Minute lang oder bis Sie die gewünschte Konsistenz erreicht haben.
3. Servieren und genießen.

Nährwert (Menge pro Portion):

- Kalorien 80
- Fett 6,8 g
- Kohlenhydrate 5,2 g
- Zucker 0,5 g
- Eiweiß 1 g
- Cholesterin 0 mg

Schneller Oliven-Dip

Zubereitungszeit: 5 Minuten
Kochzeit: 1 Minute
Servieren: 8

Zutaten:

- 6 oz grüne Oliven, abgetropft
- 16 oz Frischkäse, erweicht
- 1/2 Teelöffel Knoblauchpulver
- 1/2 Teelöffel Zwiebelpulver
- 1/2 Tasse Mayonnaise

Wegbeschreibung:

1. Geben Sie alle Zutaten in den Mixerbehälter. Sichern Sie den Deckel.
2. Beginnen Sie den Mixvorgang bei niedriger Geschwindigkeit, erhöhen Sie dann schnell auf die höchste Geschwindigkeit und mixen Sie 1 Minute lang oder bis Sie die gewünschte Konsistenz erreicht haben.
3. Servieren und genießen.

Nährwert (Menge pro Portion):

- Kalorien 274
- Fett 26,1 g
- Kohlenhydrate 6,5 g
- Zucker 1,1 g
- Eiweiß 4,7 g
- Cholesterin 66 mg

Cannellini-Bohnen-Dip

Zubereitungszeit: 5 Minuten
Kochzeit: 1 Minute
Servieren: 8

Zutaten:

- 1 Tasse Dose Cannellini-Bohnen, abgetropft
- 4 Esslöffel Tahini
- 1 Zitrone Saft
- 1 1/2 Teelöffel gemahlener Kreuzkümmel
- 1/4 Tasse Olivenöl
- 1/4 Tasse Wasser
- 2 Knoblauchzehen
- 1 Tasse Dose Kichererbsen, abgetropft
- Salz

Wegbeschreibung:

1. Geben Sie alle Zutaten in den Mixerbehälter. Sichern Sie den Deckel.
2. Beginnen Sie den Mixvorgang bei niedriger Geschwindigkeit, erhöhen Sie dann schnell auf die höchste Geschwindigkeit und mixen Sie, bis alles glatt ist.
3. Servieren und genießen.

Nährwert (Menge pro Portion):

- Kalorien 168
- Fett 10,8 g
- Kohlenhydrate 14,2 g
- Zucker 0,4 g
- Eiweiß 4,9 g
- Cholesterin 0 mg

Geröstete Paprika Dip

Zubereitungszeit: 5 Minuten
Kochzeit: 1 Minute
Servieren: 12

Zutaten:

- 16 oz geröstete rote Paprikaschoten, abgetropft
- 1/4 Teelöffel rote Paprikaflocken
- 1 Teelöffel Paprika
- 1 Esslöffel Honig
- 1 Esslöffel Limettensaft
- 1 Esslöffel natives Olivenöl extra
- 2 Knoblauchzehen
- 1 1/2 Tassen Walnüsse, geröstet
- Salz

Wegbeschreibung:

1. Geben Sie alle Zutaten in den Mixerbehälter. Sichern Sie den Deckel.
2. Beginnen Sie den Mixvorgang bei niedriger Geschwindigkeit, erhöhen Sie dann schnell auf die höchste Geschwindigkeit und mixen Sie, bis alles glatt ist.
3. Servieren und genießen.

Nährwert (Menge pro Portion):

- Kalorien 138
- Fett 12,2 g
- Kohlenhydrate 7,1 g
- Zucker 2,9 g
- Eiweiß 5 g
- Cholesterin 0 mg

Einfacher Avocado-Dip

Zubereitungszeit: 5 Minuten
Kochzeit: 1 Minute
Servieren: 6

Zutaten:

- 2 Avocados, das Fruchtfleisch aushöhlen
- 1/4 Teelöffel Zwiebelpulver
- 1/2 Tasse griechischer Joghurt
- 1 Zitrone Saft
- 1 Tasse frischer Koriander
- 2 Knoblauchzehen
- Pfeffer
- Salz

Wegbeschreibung:

1. Geben Sie alle Zutaten in den Mixerbehälter. Sichern Sie den Deckel.
2. Beginnen Sie den Mixvorgang bei niedriger Geschwindigkeit, erhöhen Sie dann schnell auf die höchste Geschwindigkeit und mixen Sie, bis alles glatt ist.
3. Servieren und genießen.

Nährwert (Menge pro Portion):

- Kalorien 154
- Fett 13,5 g
- Kohlenhydrate 7,1 g
- Zucker 1,2 g
- Eiweiß 3,1 g
- Cholesterin 1 mg

Blumenkohl-Artischocken-Dip

Zubereitungszeit: 5 Minuten
Kochzeit: 1 Minute
Servieren: 8

Zutaten:

- 2 Tassen Artischockenherzen
- 1/2 Tasse Blumenkohlröschen, gekocht
- 3 Tassen Spinat, gehackt
- 2 Teelöffel Nährhefe
- 1/3 Tasse Gemüsebrühe
- 1/2 Tasse Kokosnusscreme, erweicht
- 3 Knoblauchzehen, gehackt
- 1 Zwiebel, gewürfelt
- 2 Esslöffel Olivenöl
- 1 Teelöffel Salz

Wegbeschreibung:

1. Geben Sie alle Zutaten in den Mixerbehälter. Sichern Sie den Deckel.
2. Beginnen Sie den Mixvorgang bei niedriger Geschwindigkeit, erhöhen Sie dann schnell auf die höchste Geschwindigkeit und mixen Sie 1 Minute lang oder bis Sie die gewünschte Konsistenz erreicht haben.
3. Servieren und genießen.

Nährwert (Menge pro Portion):

- Kalorien 95
- Fett 7,3 g
- Kohlenhydrate 7 g
- Zucker 1,6 g
- Eiweiß 2,6 g
- Cholesterin 0 mg

Zitronen-Pfeffer-Käse-Dip

Zubereitungszeit: 5 Minuten
Kochzeit: 1 Minute
Servieren: 8

Zutaten:

- 4 oz Asiago-Käse, gewürfelt
- 1/2 Zitronensaft
- 1 Zitronenschale
- 2 Knoblauchzehen
- 1 Esslöffel Thymian, gehackt
- 6 Esslöffel saure Sahne
- 1 Unze Parmesankäse
- 1/2 Teelöffel Pfeffer
- 1/4 Teelöffel Salz

Wegbeschreibung:

1. Geben Sie alle Zutaten in den Mixerbehälter. Sichern Sie den Deckel.
2. Beginnen Sie den Mixvorgang bei niedriger Geschwindigkeit, erhöhen Sie dann schnell auf die höchste Geschwindigkeit und mixen Sie, bis alles glatt ist.
3. Servieren und genießen.

Nährwert (Menge pro Portion):

- Kalorien 85
- Fett 6,8 g
- Kohlenhydrate 1,2 g
- Zucker 0,1 g
- Eiweiß 5,1 g
- Cholesterin 19 mg

Tomate-Kichererbsen-Hummus

Zubereitungszeit: 5 Minuten
Kochzeit: 1 Minute
Servieren: 8

Zutaten:

- 14 oz Dose Kichererbsen, abgetropft und abgespült
- 1/2 Teelöffel Zwiebelpulver
- 1/2 Teelöffel getrocknetes Basilikum
- 1/2 Teelöffel getrockneter Oregano
- 2 Esslöffel frischer Limettensaft
- 2 Knoblauchzehen
- 1/4 Tasse Tahini
- 1/3 Tasse Aquafaba
- 1/3 Tasse sonnengetrocknete Tomaten
- Pfeffer
- Salz

Wegbeschreibung:

1. Geben Sie alle Zutaten in den Mixerbehälter. Sichern Sie den Deckel.
2. Beginnen Sie den Mixvorgang bei niedriger Geschwindigkeit, erhöhen Sie dann schnell auf die höchste Geschwindigkeit und mixen Sie, bis alles glatt ist.
3. Servieren und genießen.

Nährwert (Menge pro Portion):

- Kalorien 110
- Fett 4,6 g
- Kohlenhydrate 14,5 g
- Zucker 0,5 g
- Eiweiß 3,9 g
- Cholesterin 0 mg

Geröstete Paprika Hummus

Zubereitungszeit: 5 Minuten
Kochzeit: 1 Minute
Servieren: 8

Zutaten:

- 15 oz Dose Kichererbsen, abtropfen lassen
- 1 Teelöffel gemahlener Kreuzkümmel
- 4 Knoblauchzehen
- 1 Esslöffel Tahini
- 1/4 Tasse frischer Zitronensaft
- 1/2 Tasse geröstete rote Paprikaschoten, abgetropft
- 1/4 Tasse Gemüsebrühe
- Pfeffer
- Salz

Wegbeschreibung:

1. Geben Sie alle Zutaten in den Mixerbehälter. Sichern Sie den Deckel.
2. Beginnen Sie den Mixvorgang bei niedriger Geschwindigkeit, erhöhen Sie dann schnell auf die höchste Geschwindigkeit und mixen Sie, bis alles glatt ist.
3. Servieren und genießen.

Nährwert (Menge pro Portion):

- Kalorien 83
- Fett 1,8 g
- Kohlenhydrate 13,8 g
- Zucker 0,7 g
- Eiweiß 3,4 g
- Cholesterin 0 mg

Einfache Oliventapenade

Zubereitungszeit: 5 Minuten
Kochzeit: 1 Minute
Servieren: 4

Zutaten:

- 2 Tassen Oliven, entkernt
- 1/4 Tasse Olivenöl
- 1 Esslöffel frischer Zitronensaft
- 2 Esslöffel Petersilie
- 1 Esslöffel frisches Basilikum
- 2 Knoblauchzehen
- 1 Esslöffel Kapern
- 1/4 Tasse sonnengetrocknete Tomaten, abgetropft

Wegbeschreibung:

1. Geben Sie alle Zutaten in den Mixerbehälter. Sichern Sie den Deckel.
2. Beginnen Sie den Mixvorgang bei niedriger Geschwindigkeit, erhöhen Sie dann schnell auf die höchste Geschwindigkeit und mixen Sie 1 Minute lang oder bis Sie die gewünschte Konsistenz erreicht haben.
3. Servieren und genießen.

Nährwert (Menge pro Portion):

- Kalorien 192
- Fett 19,9 g
- Kohlenhydrate 5,5 g
- Zucker 0,4 g
- Eiweiß 0,9 g
- Cholesterin 0 mg

Mais-Salsa

Zubereitungszeit: 5 Minuten
Kochzeit: 1 Minute
Servieren: 4

Zutaten:

- 1 Tasse Maiskörner, aufgetaut
- 1/2 Tasse Frühlingszwiebeln, gehackt
- 1 Limettensaft
- 1 Jalapeno, gewürfelt
- 1/4 Tasse frischer Koriander
- 2 kleine Tomaten, zerkleinert
- Salz

Wegbeschreibung:

1. Geben Sie alle Zutaten in den Mixerbehälter. Sichern Sie den Deckel.
2. Beginnen Sie den Mixvorgang bei niedriger Geschwindigkeit, erhöhen Sie dann schnell auf die höchste Geschwindigkeit und mixen Sie, bis Sie eine stückige Konsistenz erhalten.
3. Servieren und genießen.

Nährwert (Menge pro Portion):

- Kalorien 49
- Fett 0,6 g
- Kohlenhydrate 11,1 g
- Zucker 3,1 g
- Eiweiß 2 g
- Cholesterin 0 mg

Würzige Cranberry-Salsa

Zubereitungszeit: 5 Minuten
Kochzeit: 1 Minute
Servieren: 8

Zutaten:

- 12 oz frische Preiselbeeren
- 2 Jalapeno-Paprika, gehackt
- 1/4 Tasse frischer Koriander
- 1 Esslöffel Orangenschale
- 2 Esslöffel Ingwer, gehackt
- 2 Esslöffel frischer Zitronensaft
- 1/2 Tasse Zucker
- Prise Salz

Wegbeschreibung:

1. Geben Sie alle Zutaten in den Mixerbehälter. Sichern Sie den Deckel.
2. Beginnen Sie den Mixvorgang bei niedriger Geschwindigkeit, erhöhen Sie dann schnell auf die höchste Geschwindigkeit und mixen Sie, bis Sie eine stückige Konsistenz erhalten.
3. Gießen Sie die gemischte Mischung in die Schüssel und stellen Sie sie für 5-6 Stunden in den Kühlschrank.
4. Servieren und genießen.

Nährwert (Menge pro Portion):

- Kalorien 78
- Fett 0,2 g
- Kohlenhydrate 17,9 g
- Zucker 14,3 g
- Eiweiß 0,2 g
- Cholesterin 0 mg

Perfekter Artischocken-Dip

Zubereitungszeit: 5 Minuten
Kochzeit: 1 Minute
Servieren: 4

Zutaten:

- 14 oz Dose Artischockenherzen, abgetropft
- 2 Esslöffel Wasser
- 1 Teelöffel Chilipulver
- 2 Knoblauchzehen
- 1 Esslöffel Zitronensaft
- 2 Esslöffel Olivenöl
- 2 Esslöffel Tahini
- 1/4 Tasse Nährhefe
- 15 oz Dose Kichererbsen, abgetropft
- Pfeffer
- Salz

Wegbeschreibung:

1. Geben Sie alle Zutaten in den Mixerbehälter. Sichern Sie den Deckel.
2. Beginnen Sie den Mixvorgang bei niedriger Geschwindigkeit, erhöhen Sie dann schnell auf die höchste Geschwindigkeit und mixen Sie 1 Minute lang oder bis Sie die gewünschte Konsistenz erreicht haben.
3. Servieren und genießen.

Nährwert (Menge pro Portion):

- Kalorien 301
- Fett 12,9 g
- Kohlenhydrate 36,1 g
- Zucker 1 g
- Eiweiß 13 g
- Cholesterin 0 mg

Kapitel 3: Suppen & Salsas

Cremige Spargelsuppe

Zubereitungszeit: 5 Minuten
Kochzeit: 6 Minuten
Servieren: 4

Zutaten:

- 1 lb Spargel, gekocht und gehackt
- 2 Knoblauchzehen
- 1 Zwiebel, gewürfelt
- 3 1/4 Tassen Gemüsebrühe
- 1 Esslöffel Olivenöl
- 1 Esslöffel frischer Zitronensaft
- 1 Lauch, in Scheiben geschnitten
- Pfeffer
- Salz

Wegbeschreibung:

1. Geben Sie alle Zutaten in den Mixerbehälter. Sichern Sie den Deckel.
2. Beginnen Sie den Mixvorgang bei niedriger Geschwindigkeit, erhöhen Sie dann schnell auf die höchste Geschwindigkeit und mixen Sie 6 Minuten lang.
3. Servieren und genießen.

Nährwert (Menge pro Portion):

- Kalorien 85
- Fett 3,9 g
- Kohlenhydrate 11,5 g
- Zucker 4,8 g
- Eiweiß 3,6 g
- Cholesterin 0 mg

Kartoffel-Lauch-Suppe

Zubereitungszeit: 5 Minuten
Kochzeit: 6 Minuten
Servieren: 4

Zutaten:

- 1 lb Kartoffeln, geschält, gekocht und gewürfelt
- 1 Zwiebel, gehackt
- 1 Tasse Lauch, gehackt
- 3 Tassen Gemüsebrühe
- 1/2 Tasse frische Sahne
- Pfeffer
- Salz

Wegbeschreibung:

1. Geben Sie alle Zutaten in den Mixerbehälter. Sichern Sie den Deckel.
2. Beginnen Sie den Mixvorgang bei niedriger Geschwindigkeit, erhöhen Sie dann schnell auf die höchste Geschwindigkeit und mixen Sie 6 Minuten lang.
3. Servieren und genießen.

Nährwert (Menge pro Portion):

- Kalorien 127
- Fett 2 g
- Kohlenhydrate 25,2 g
- Zucker 4,5 g
- Eiweiß 3,1 g
- Cholesterin 6 mg

Pikante Kürbissuppe

Zubereitungszeit: 5 Minuten
Kochzeit: 6 Minuten
Servieren: 4

Zutaten:

- 1 Butternusskürbis, in Würfel geschnitten
- 1 Kartoffel, schälen, kochen und würfeln
- 1 Zwiebel, gehackt
- 1 rote Chili, gehackt
- 3 Knoblauchzehen, geschält
- 3 Tassen Gemüsebrühe
- Pfeffer
- Salz

Wegbeschreibung:

1. Geben Sie alle Zutaten in den Mixerbehälter. Sichern Sie den Deckel.
2. Beginnen Sie den Mixvorgang bei niedriger Geschwindigkeit, erhöhen Sie dann schnell auf die höchste Geschwindigkeit und mixen Sie 6 Minuten lang.
3. Servieren und genießen.

Nährwert (Menge pro Portion):

- Kalorien 68
- Fett 0,2 g
- Kohlenhydrate 15,6 g
- Zucker 2,9 g
- Eiweiß 2 g
- Cholesterin 0 mg

Tomate-Paprika-Suppe

Zubereitungszeit: 5 Minuten
Kochzeit: 6 Minuten
Servieren: 4

Zutaten:

- 1 lb frische Tomaten, halbiert
- 3 Knoblauchzehen
- 2 Tassen Gemüsebrühe
- 14 oz Dose Tomaten
- 1 Zwiebel, in Scheiben geschnitten
- 2 Paprikaschoten, in Scheiben geschnitten
- 1 Esslöffel Olivenöl
- 1 1/2 Teelöffel rote Chiliflocken
- Pfeffer
- Salz

Wegbeschreibung:

1. Geben Sie alle Zutaten in den Mixerbehälter. Sichern Sie den Deckel.
2. Beginnen Sie den Mixvorgang bei niedriger Geschwindigkeit, erhöhen Sie dann schnell auf die höchste Geschwindigkeit und mixen Sie 6 Minuten lang.
3. Servieren und genießen.

Nährwert (Menge pro Portion):

- Kalorien 90
- Fett 3,8 g
- Kohlenhydrate 13,6 g
- Zucker 7,9 g
- Eiweiß 2,6 g
- Cholesterin 0 mg

Brokkoli-Suppe

Zubereitungszeit: 5 Minuten
Kochzeit: 6 Minuten
Servieren: 4

Zutaten:

- 4 Tassen Brokkoli-Röschen, gekocht & abgetropft
- 3 Knoblauchzehen
- 6 Tasse Gemüsebrühe
- 1 Teelöffel Thymian
- 1 Kartoffel, geschält, gekocht und gewürfelt
- 1/2 Teelöffel Zwiebelpulver
- Pfeffer
- Salz

Wegbeschreibung:

1. Geben Sie alle Zutaten in den Mixerbehälter. Sichern Sie den Deckel.
2. Beginnen Sie den Mixvorgang bei niedriger Geschwindigkeit, erhöhen Sie dann schnell auf die höchste Geschwindigkeit und mixen Sie 6 Minuten lang.
3. Servieren und genießen.

Nährwert (Menge pro Portion):

- Kalorien 78
- Fett 0,5 g
- Kohlenhydrate 16 g
- Zucker 3,1 g
- Eiweiß 4,2 g
- Cholesterin 0 mg

Blumenkohlsuppe

Zubereitungszeit: 5 Minuten
Kochzeit: 6 Minuten
Servieren: 4

Zutaten:

- 2 Tassen Blumenkohlröschen, gekocht & abgetropft
- 1 Teelöffel Kürbiskuchengewürz
- 1 Zwiebel, gehackt
- 5 Tassen Gemüsebrühe
- 3 Esslöffel Olivenöl
- Pfeffer
- Salz

Wegbeschreibung:

1. Geben Sie alle Zutaten in den Mixerbehälter. Sichern Sie den Deckel.
2. Beginnen Sie den Mixvorgang bei niedriger Geschwindigkeit, erhöhen Sie dann schnell auf die höchste Geschwindigkeit und mixen Sie 6 Minuten lang.
3. Servieren und genießen.

Nährwert (Menge pro Portion):

- Kalorien 163
- Fett 12,3 g
- Kohlenhydrate 6,7 g
- Zucker 3,3 g
- Eiweiß 7,4 g
- Cholesterin 0 mg

Cremige Kürbissuppe

Zubereitungszeit: 5 Minuten
Kochzeit: 6 Minuten
Servieren: 6

Zutaten:

- 6 Tassen Butternusskürbis, schälen, kochen und würfeln
- 2 Teelöffel Thymian
- 1/4 Tasse Schlagsahne
- 3 Tassen Gemüsebrühe
- 1 Zwiebel, gehackt
- 1/8 Teelöffel Muskatnuss
- 2 Esslöffel Olivenöl
- 1/8 Teelöffel Cayennepfeffer
- Pfeffer
- Salz

Wegbeschreibung:

1. Geben Sie alle Zutaten in den Mixerbehälter. Sichern Sie den Deckel.
2. Beginnen Sie den Mixvorgang bei niedriger Geschwindigkeit, erhöhen Sie dann schnell auf die höchste Geschwindigkeit und mixen Sie 6 Minuten lang.
3. Servieren und genießen.

Nährwert (Menge pro Portion):

- Kalorien 132
- Fett 6,8 g
- Kohlenhydrate 18,9 g
- Zucker 4,2 g
- Eiweiß 1,9 g
- Cholesterin 7 mg

Einfache Zwiebelsuppe

Zubereitungszeit: 5 Minuten
Kochzeit: 6 Minuten
Servieren: 6

Zutaten:

- 8 Tassen Zwiebeln, schälen und in Scheiben schneiden
- 6 Tassen Gemüsebrühe
- 2 Esslöffel Olivenöl
- 1/4 Teelöffel Knoblauchpulver
- 1 Esslöffel Balsamico-Essig
- Pfeffer
- Salz

Wegbeschreibung:

1. Geben Sie alle Zutaten in den Mixerbehälter. Sichern Sie den Deckel.
2. Beginnen Sie den Mixvorgang bei niedriger Geschwindigkeit, erhöhen Sie dann schnell auf die höchste Geschwindigkeit und mixen Sie 6 Minuten lang.
3. Servieren und genießen.

Nährwert (Menge pro Portion):

- Kalorien 141
- Fett 6,2 g
- Kohlenhydrate 15,4 g
- Zucker 7,2 g
- Eiweiß 6,6 g
- Cholesterin 0 mg

Tomatillo-Ananas-Salsa

Zubereitungszeit: 5 Minuten
Kochzeit: 1 Minute
Servieren: 8

Zutaten:

- 1 Tasse Ananas, gewürfelt
- 1 Jalapeno-Pfeffer
- 1 Pfund Tomatillos, Schalen entfernt & gehackt
- 1 Tasse Wasser
- 1/2 Limettensaft
- 1/2 Tasse Koriander
- 4,5 grüne Chilis, gewürfelt
- 1/2 Zwiebel, gehackt
- 1/2 Teelöffel Salz

Wegbeschreibung:

1. Geben Sie alle Zutaten in den Mixerbehälter. Sichern Sie den Deckel.
2. Beginnen Sie mit dem Mixen bei niedriger Geschwindigkeit, erhöhen Sie dann langsam die Geschwindigkeit auf Stufe 3 und mixen Sie 15-20 Sekunden lang oder bis die gewünschte Konsistenz erreicht ist.
3. Servieren und genießen.

Nährwert (Menge pro Portion):

- Kalorien 34
- Fett 0,7 g
- Kohlenhydrate 7,2 g
- Zucker 2,6 g
- Eiweiß 0,8 g
- Cholesterin 0 mg

Scharfe Chipotle-Salsa

Zubereitungszeit: 5 Minuten
Kochzeit: 1 Minute
Servieren: 8

Zutaten:

- 10 oz Dose Tomaten mit grünen Chilis
- 14 oz Dose Tomaten, gewürfelt
- 4 Knoblauchzehen
- 1 kleine Zwiebel, gewürfelt
- 1 Teelöffel gemahlener Kreuzkümmel
- 1 Esslöffel Limettensaft
- 2 Chipotle-Paprika
- 1/2 Tasse Koriander
- Salz

Wegbeschreibung:

1. Geben Sie alle Zutaten in den Mixerbehälter. Sichern Sie den Deckel.
2. Beginnen Sie mit dem Mixen bei niedriger Geschwindigkeit, erhöhen Sie dann langsam die Geschwindigkeit auf Stufe 3 und mixen Sie 15-20 Sekunden lang oder bis die gewünschte Konsistenz erreicht ist.
3. Servieren und genießen.

Nährwert (Menge pro Portion):

- Kalorien 29
- Fett 0,1 g
- Kohlenhydrate 6,8 g
- Zucker 2,8 g
- Eiweiß 1,2 g
- Cholesterin 0 mg

Beeren-Salsa

Zubereitungszeit: 5 Minuten
Kochzeit: 1 Minute
Servieren: 8

Zutaten:

- 8 Erdbeeren
- 2 Tassen Heidelbeeren
- 1 Limettensaft
- 1 Jalapeno-Pfeffer
- 1/4 Tasse Koriander
- Salz

Wegbeschreibung:

1. Geben Sie alle Zutaten in den Mixerbehälter. Sichern Sie den Deckel.
2. Beginnen Sie mit dem Mixen bei niedriger Geschwindigkeit, erhöhen Sie dann langsam die Geschwindigkeit auf Stufe 3 und mixen Sie 15-20 Sekunden lang oder bis die gewünschte Konsistenz erreicht ist.
3. Servieren und genießen.

Nährwert (Menge pro Portion):

- Kalorien 25
- Fett 0,2 g
- Kohlenhydrate 6,3 g
- Zucker 4,3 g
- Eiweiß 0,4 g
- Cholesterin 0 mg

Leckere Garten-Salsa

Zubereitungszeit: 5 Minuten
Kochzeit: 1 Minute
Servieren: 8

Zutaten:

- 5 Tomaten, halbiert
- 2 Knoblauchzehen
- 1 Limettensaft
- 1 Jalapeno-Pfeffer
- 1/2 Zwiebel
- 1/2 Teelöffel Zucker
- Pfeffer
- Salz

Wegbeschreibung:

1. Geben Sie alle Zutaten in den Mixerbehälter. Sichern Sie den Deckel.
2. Beginnen Sie mit dem Mixen bei niedriger Geschwindigkeit, erhöhen Sie dann langsam die Geschwindigkeit auf Stufe 3 und mixen Sie 15-20 Sekunden lang oder bis die gewünschte Konsistenz erreicht ist.
3. Servieren und genießen.

Nährwert (Menge pro Portion):

- Kalorien 21
- Fett 0,2 g
- Kohlenhydrate 4,7 g
- Zucker 2,7 g
- Eiweiß 0,9 g
- Cholesterin 0 mg

Mango Salsa

Zubereitungszeit: 5 Minuten
Kochzeit: 1 Minute
Servieren: 8

Zutaten:

- 1 1/2 Tassen Mangos, gewürfelt
- 1/3 Tasse grüne Zwiebel, gehackt
- 1 Paprika, gewürfelt
- 1 Limettensaft
- 1 Jalapeno-Pfeffer, gewürfelt
- 1/2 Tasse Koriander
- Salz

Wegbeschreibung:

1. Geben Sie alle Zutaten in den Mixerbehälter. Sichern Sie den Deckel.
2. Beginnen Sie mit dem Mixen bei niedriger Geschwindigkeit, erhöhen Sie dann langsam die Geschwindigkeit auf Stufe 3 und mixen Sie 15-20 Sekunden lang oder bis die gewünschte Konsistenz erreicht ist.
3. Servieren und genießen.

Nährwert (Menge pro Portion):

- Kalorien 25
- Fett 0,2 g
- Kohlenhydrate 6,7 g
- Zucker 5,2 g
- Eiweiß 0,5 g
- Cholesterin 0 mg

Leckere Cranberry-Salsa

Zubereitungszeit: 5 Minuten
Kochzeit: 1 Minute
Servieren: 8

Zutaten:

- 12 oz Preiselbeeren
- 2 Jalapeno-Pfeffer, gehackt
- 1/4 Tasse Koriander
- 1 Esslöffel Zitronenschale
- 1 1/2 Esslöffel Ingwer, gehackt
- 2 Esslöffel Limettensaft
- 1/2 Tasse Zucker

Wegbeschreibung:

1. Geben Sie alle Zutaten in den Mixerbehälter. Sichern Sie den Deckel.
2. Beginnen Sie mit dem Mixen bei niedriger Geschwindigkeit, erhöhen Sie dann langsam die Geschwindigkeit auf Stufe 3 und mixen Sie 15-20 Sekunden lang oder bis die gewünschte Konsistenz erreicht ist.
3. Servieren und genießen.

Nährwert (Menge pro Portion):

- Kalorien 78
- Fett 0,1 g
- Kohlenhydrate 18,4 g
- Zucker 14,2 g
- Eiweiß 0,2 g
- Cholesterin 0 mg

Erdbeer-Salsa

Zubereitungszeit: 5 Minuten
Kochzeit: 1 Minute
Servieren: 4

Zutaten:

- 1 Tasse Erdbeeren
- 1/4 Tasse Koriander
- 1 Limettensaft
- 1 Jalapeno-Pfeffer
- 1/4 Zwiebel

Wegbeschreibung:

1. Geben Sie alle Zutaten in den Mixerbehälter. Sichern Sie den Deckel.
2. Beginnen Sie den Mixvorgang bei niedriger Geschwindigkeit, erhöhen Sie dann langsam die Geschwindigkeit auf Stufe 3 und mixen Sie 15-20 Sekunden lang oder bis Sie eine stückige Konsistenz erhalten.
3. Servieren und genießen.

Nährwert (Menge pro Portion):

- Kalorien 18
- Fett 0,2 g
- Kohlenhydrate 4,6 g
- Zucker 2,4 g
- Eiweiß 0,4 g
- Cholesterin 0 mg

Kapitel 4: Dressing, Saucen & Aufstriche

Einfache Sauce Hollandaise

Zubereitungszeit: 10 Minuten
Kochzeit: 1 Minute
Servieren: 12

Zutaten:

- 3 Eigelb
- 1/2 Tasse Butter, geschmolzen
- 1 Esslöffel Essig
- 3/4 Teelöffel trockener Senf
- Pfeffer
- Salz

Wegbeschreibung:

1. Geben Sie alle Zutaten in den Mixerbehälter. Sichern Sie den Deckel.
2. Beginnen Sie mit dem Mixen bei niedriger Geschwindigkeit, erhöhen Sie dann schnell auf die höchste Geschwindigkeit und mixen Sie 1 Minute lang oder bis die Masse dick und flauschig ist.
3. Servieren und genießen.

Nährwert (Menge pro Portion):

- Kalorien 83
- Fett 8,9 g
- Kohlenhydrate 0,3 g
- Zucker 0,1 g
- Eiweiß 0,8 g
- Cholesterin 73 mg

Mango-Senf-Sauce

Zubereitungszeit: 10 Minuten
Kochzeit: 1 Minute
Servieren: 4

Zutaten:

- 1/2 Tasse Mango, zerkleinert
- 1 Esslöffel frischer Zitronensaft
- 1 Teelöffel rote Chiliflocken
- 2 1/2 Esslöffel Dijon-Senf
- 1/4 Tasse Mayonnaise
- Salz

Wegbeschreibung:

1. Geben Sie alle Zutaten in den Mixerbehälter. Sichern Sie den Deckel.
2. Beginnen Sie mit dem Mixen bei niedriger Geschwindigkeit, erhöhen Sie dann schnell auf die höchste Geschwindigkeit und mixen Sie 1 Minute lang oder bis alles glatt ist.
3. Servieren und genießen.

Nährwert (Menge pro Portion):

- Kalorien 77
- Fett 5,4 g
- Kohlenhydrate 7,2 g
- Zucker 3,9 g
- Eiweiß 0,8 g
- Cholesterin 4 mg

Chimichurri-Soße

Zubereitungszeit: 10 Minuten
Kochzeit: 1 Minute
Servieren: 8

Zutaten:

- 1 Jalapeno-Pfeffer
- 1 kleine Zwiebel, geviertelt
- 4 Knoblauchzehen
- 2 Teelöffel getrockneter Oregano
- 1/2 Tasse frischer Koriander
- 1/2 Tasse frische Petersilie
- 1/2 Tasse Essig
- 1/2 Tasse kaltgepresstes Olivenöl
- Pfeffer
- Salz

Wegbeschreibung:

1. Geben Sie alle Zutaten in den Mixerbehälter. Sichern Sie den Deckel.
2. Beginnen Sie mit dem Mixen bei niedriger Geschwindigkeit, erhöhen Sie dann schnell auf die höchste Geschwindigkeit und mixen Sie 1 Minute lang oder bis alles glatt ist.
3. Servieren und genießen.

Nährwert (Menge pro Portion):

- Kalorien 120
- Fett 12,7 g
- Kohlenhydrate 2,1 g
- Zucker 0,6 g
- Eiweiß 0,4 g
- Cholesterin 0 mg

Chipotle-Soße

Zubereitungszeit: 10 Minuten
Kochzeit: 1 Minute
Servieren: 10

Zutaten:

- 7 oz Dose Chipotle-Paprika in Adobo-Sauce
- 1/2 Tasse Koriander
- 3/4 Teelöffel Knoblauchpulver
- 1 Teelöffel gemahlener Kreuzkümmel
- 1 Teelöffel Chilipulver
- 4 Esslöffel Mayonnaise
- 1/2 Tasse griechischer Joghurt
- Salz

Wegbeschreibung:

1. Geben Sie alle Zutaten in den Mixerbehälter. Sichern Sie den Deckel.
2. Beginnen Sie mit dem Mixen bei niedriger Geschwindigkeit, erhöhen Sie dann schnell auf die höchste Geschwindigkeit und mixen Sie 1 Minute lang oder bis alles glatt ist.
3. Servieren und genießen.

Nährwert (Menge pro Portion):

- Kalorien 53
- Fett 3,2 g
- Kohlenhydrate 4,9 g
- Zucker 2,8 g
- Eiweiß 1,9 g
- Cholesterin 2 mg

Enchilada-Soße

Zubereitungszeit: 10 Minuten
Kochzeit: 1 Minute
Servieren: 4

Zutaten:

- 8 oz Dose Tomatensauce
- 1/4 Teelöffel Cayennepfeffer
- 1/4 Teelöffel Knoblauchpulver
- 1/4 Teelöffel gemahlener Kreuzkümmel
- 1 Tasse Wasser
- 2 Esslöffel Chilipulver
- 2 Esslöffel Mehl
- 1/4 Tasse Olivenöl
- Pfeffer
- Salz

Wegbeschreibung:

1. Geben Sie alle Zutaten in den Mixerbehälter. Sichern Sie den Deckel.
2. Beginnen Sie mit dem Mixen bei niedriger Geschwindigkeit, erhöhen Sie dann schnell auf die höchste Geschwindigkeit und mixen Sie 1 Minute lang oder bis alles glatt ist.
3. Servieren und genießen.

Nährwert (Menge pro Portion):

- Kalorien 149
- Fett 13,4 g
- Kohlenhydrate 8,4 g
- Zucker 2,7 g
- Eiweiß 1,7 g
- Cholesterin 0 mg

Kohlenhydratarme BBQ-Soße

Zubereitungszeit: 10 Minuten
Kochzeit: 1 Minute
Servieren: 4

Zutaten:

- 6 oz Dose Tomatenmark
- 1 Teelöffel Dijon-Senf
- 1/2 Teelöffel Chipotle-Pulver
- 3/4 Teelöffel Paprika
- 1 Teelöffel Knoblauchpulver
- 1 Esslöffel Zwiebelpulver
- 1/2 Tasse Swerve
- 2 Esslöffel Wasser
- 1/4 Tasse Essig
- 1 Teelöffel Salz

Wegbeschreibung:

1. Geben Sie alle Zutaten in den Mixerbehälter. Sichern Sie den Deckel.
2. Beginnen Sie mit dem Mixen bei niedriger Geschwindigkeit, erhöhen Sie dann schnell auf die höchste Geschwindigkeit und mixen Sie 1 Minute lang oder bis alles glatt ist.
3. Servieren und genießen.

Nährwert (Menge pro Portion):

- Kalorien 49
- Fett 0,4 g
- Kohlenhydrate 10,6 g
- Zucker 6,1 g
- Eiweiß 2,3 g
- Cholesterin 0 mg

Würzige Erdnuss-Sauce

Zubereitungszeit: 10 Minuten
Kochzeit: 1 Minute
Servieren: 8

Zutaten:

- 1/2 Tasse cremige Erdnussbutter
- 3 Esslöffel Wasser
- 1 Teelöffel Sriracha-Sauce
- 1/2 Zitronensaft
- 1 Esslöffel Sojasauce
- 2 Knoblauchzehen
- 1/2 Esslöffel frischer Ingwer, gehackt

Wegbeschreibung:

1. Geben Sie alle Zutaten in den Mixerbehälter. Sichern Sie den Deckel.
2. Beginnen Sie mit dem Mixen bei niedriger Geschwindigkeit, erhöhen Sie dann schnell auf die höchste Geschwindigkeit und mixen Sie 1 Minute lang oder bis alles glatt ist.
3. Servieren und genießen.

Nährwert (Menge pro Portion):

- Kalorien 99
- Fett 8,2 g
- Kohlenhydrate 3,9 g
- Zucker 1,6 g
- Eiweiß 4,3 g
- Cholesterin 0 mg

Cremige Avocado-Sauce

Zubereitungszeit: 10 Minuten
Kochzeit: 1 Minute
Servieren: 8

Zutaten:

- 1 Avocado, das Fruchtfleisch aushöhlen
- 2 Esslöffel frischer Zitronensaft
- 4 oz saure Sahne
- 1/4 Teelöffel Knoblauchpulver
- Pfeffer
- Salz

Wegbeschreibung:

1. Geben Sie alle Zutaten in den Mixerbehälter. Sichern Sie den Deckel.
2. Beginnen Sie mit dem Mixen bei niedriger Geschwindigkeit, erhöhen Sie dann schnell auf die höchste Geschwindigkeit und mixen Sie 1 Minute lang oder bis alles glatt ist.
3. Servieren und genießen.

Nährwert (Menge pro Portion):

- Kalorien 83
- Fett 7,9 g
- Kohlenhydrate 2,9 g
- Zucker 0,3 g
- Eiweiß 1 g
- Cholesterin 6 mg

Klassisches Caesar-Dressing

Zubereitungszeit: 10 Minuten
Kochzeit: 1 Minute
Servieren: 4

Zutaten:

- 1/2 Tasse Olivenöl
- 1 Teelöffel Dijon-Senf
- 2 Esslöffel frischer Limettensaft
- 1/3 Tasse Parmesankäse, gerieben
- 2 Eigelb
- 1 Knoblauchzehe
- 4 Sardellenfilets, abgetropft
- Pfeffer
- Salz

Wegbeschreibung:

1. Geben Sie alle Zutaten in den Mixerbehälter. Sichern Sie den Deckel.
2. Beginnen Sie mit dem Mixen bei niedriger Geschwindigkeit, erhöhen Sie dann schnell auf die höchste Geschwindigkeit und mixen Sie 1 Minute lang oder bis alles glatt ist.
3. Servieren und genießen.

Nährwert (Menge pro Portion):

- Kalorien 266
- Fett 28,4 g
- Kohlenhydrate 2,6 g
- Zucker 0,4 g
- Eiweiß 3,5 g
- Cholesterin 110 mg

Cremiges Avocado-Dressing

Zubereitungszeit: 10 Minuten
Kochzeit: 1 Minute
Servieren: 4

Zutaten:

- 1 Avocado, das Fruchtfleisch aushöhlen
- 1 Knoblauchzehe
- 1 Zitrone Saft
- 2 Esslöffel Wasser
- 1/4 Tasse Olivenöl
- 1/2 Tasse Koriander
- Pfeffer
- Salz

Wegbeschreibung:

1. Geben Sie alle Zutaten in den Mixerbehälter. Sichern Sie den Deckel.
2. Beginnen Sie mit dem Mixen bei niedriger Geschwindigkeit, erhöhen Sie dann schnell auf die höchste Geschwindigkeit und mixen Sie 1 Minute lang oder bis alles glatt ist.
3. Servieren und genießen.

Nährwert (Menge pro Portion):

- Kalorien 215
- Fett 22,5 g
- Kohlenhydrate 4,9 g
- Zucker 0,5 g
- Eiweiß 1,1 g
- Cholesterin 0 mg

Italienisches Salatdressing

Zubereitungszeit: 10 Minuten
Kochzeit: 1 Minute
Servieren: 8

Zutaten:

- 1/4 Tasse Parmesankäse, gerieben
- 1 1/2 Teelöffel Honig
- 1/2 Teelöffel getrockneter Thymian
- 1/2 Teelöffel getrocknete Petersilie
- 1/2 Teelöffel getrockneter Oregano
- 1 Teelöffel getrocknetes Basilikum
- 1 Knoblauchzehe
- 1/2 Tasse Mayonnaise
- 1/3 Tasse Olivenöl
- 2 Esslöffel Limettensaft
- 1/4 Tasse Essig
- Pfeffer
- Salz

Wegbeschreibung:

1. Geben Sie alle Zutaten in den Mixerbehälter. Sichern Sie den Deckel.
2. Beginnen Sie mit dem Mixen bei niedriger Geschwindigkeit, erhöhen Sie dann schnell auf die höchste Geschwindigkeit und mixen Sie 1 Minute lang oder bis alles glatt ist.
3. Servieren und genießen.

Nährwert (Menge pro Portion):

- Kalorien 142
- Fett 13,5 g
- Kohlenhydrate 5,9 g
- Zucker 2,2 g
- Eiweiß 0,5 g

- Cholesterin 4 mg

Klassisches französisches Dressing

Zubereitungszeit: 10 Minuten
Kochzeit: 1 Minute
Servieren: 6

Zutaten:

- 1/2 Tasse Olivenöl
- 1/2 Teelöffel Ahornsirup
- 1 Knoblauchzehe
- 1 Teelöffel Dijon-Senf
- 1 Esslöffel Zitronensaft
- 2 Esslöffel Petersilie
- 2 Esslöffel Essig
- Pfeffer
- Salz

Wegbeschreibung:

1. Geben Sie alle Zutaten in den Mixerbehälter. Sichern Sie den Deckel.
2. Beginnen Sie mit dem Mixen bei niedriger Geschwindigkeit, erhöhen Sie dann schnell auf die höchste Geschwindigkeit und mixen Sie 1 Minute lang oder bis alles glatt ist.
3. Servieren und genießen.

Nährwert (Menge pro Portion):

- Kalorien 149
- Fett 16,9 g
- Kohlenhydrate 0,8 g
- Zucker 0,4 g
- Eiweiß 0,1 g
- Cholesterin 0 mg

Pikantes Chipotle-Ranch-Dressing

Zubereitungszeit: 10 Minuten
Kochzeit: 1 Minute
Servieren: 6

Zutaten:

- 1 Chipotle-Pfeffer
- 1/2 Teelöffel Dill
- 1/4 Teelöffel Zwiebelpulver
- 1/2 Teelöffel Knoblauchpulver
- 2 Esslöffel Koriander
- 1 Esslöffel Limettensaft
- 1/4 Tasse Buttermilch
- 1/4 Tasse saure Sahne
- 1/2 Tasse Mayonnaise
- Pfeffer
- Salz

Wegbeschreibung:

1. Geben Sie alle Zutaten in den Mixerbehälter. Sichern Sie den Deckel.
2. Beginnen Sie mit dem Mixen bei niedriger Geschwindigkeit, erhöhen Sie dann schnell auf die höchste Geschwindigkeit und mixen Sie 1 Minute lang oder bis alles glatt ist.
3. Servieren und genießen.

Nährwert (Menge pro Portion):

- Kalorien 111
- Fett 8,7 g
- Kohlenhydrate 8,1 g
- Zucker 2,8 g
- Eiweiß 1,3 g
- Cholesterin 10 mg

Cremiges Tomatillo-Dressing

Zubereitungszeit: 10 Minuten
Kochzeit: 1 Minute
Servieren: 16

Zutaten:

- 2 Tomatillo, geschält & gewürfelt
- 1 Jalapeno-Pfeffer, gewürfelt
- 1 Zitrone Saft
- 1 Knoblauchzehe
- 1/2 Tasse Koriander
- 1 Tasse Mayonnaise
- 1 Tasse Buttermilch
- 1 Päckchen Ranch-Gewürzmischung

Wegbeschreibung:

1. Geben Sie alle Zutaten in den Mixerbehälter. Sichern Sie den Deckel.
2. Beginnen Sie mit dem Mixen bei niedriger Geschwindigkeit, erhöhen Sie dann schnell auf die höchste Geschwindigkeit und mixen Sie 1 Minute lang oder bis alles glatt ist.
3. Servieren und genießen.

Nährwert (Menge pro Portion):

- Kalorien 66
- Fett 5,1 g
- Kohlenhydrate 4,7 g
- Zucker 1,8 g
- Eiweiß 0,7 g
- Cholesterin 4 mg

Salsa-Dressing

Zubereitungszeit: 10 Minuten
Kochzeit: 1 Minute
Servieren: 6

Zutaten:

- 1 Tasse Salsa
- 1/4 Tasse Wasser
- 1/2 Zitronensaft
- 1 Teelöffel gemahlener Kreuzkümmel
- 1 Avocado, das Fruchtfleisch aushöhlen
- 1/2 Tasse Olivenöl
- Pfeffer
- Salz

Wegbeschreibung:

1. Geben Sie alle Zutaten in den Mixerbehälter. Sichern Sie den Deckel.
2. Beginnen Sie mit dem Mixen bei niedriger Geschwindigkeit, erhöhen Sie dann schnell auf die höchste Geschwindigkeit und mixen Sie 1 Minute lang oder bis alles glatt ist.
3. Servieren und genießen.

Nährwert (Menge pro Portion):

- Kalorien 226
- Fett 23,5 g
- Kohlenhydrate 5,8 g
- Zucker 1,6 g
- Eiweiß 1,4 g
- Cholesterin 0 mg

Einfaches Erdbeer-Dressing

Zubereitungszeit: 10 Minuten
Kochzeit: 1 Minute
Servieren: 4

Zutaten:

- 1 Tasse frische Erdbeeren
- 3/4 Esslöffel Honig
- 1 Esslöffel Essig
- 3 Esslöffel Olivenöl
- Pfeffer
- Salz

Wegbeschreibung:

1. Geben Sie alle Zutaten in den Mixerbehälter. Sichern Sie den Deckel.
2. Beginnen Sie mit dem Mixen bei niedriger Geschwindigkeit, erhöhen Sie dann schnell auf die höchste Geschwindigkeit und mixen Sie 1 Minute lang oder bis alles glatt ist.
3. Servieren und genießen.

Nährwert (Menge pro Portion):

- Kalorien 114
- Fett 10,6 g
- Kohlenhydrate 6,1 g
- Zucker 5 g
- Eiweiß 0,3 g
- Cholesterin 0 mg

Veganes griechisches Dressing

Zubereitungszeit: 10 Minuten
Kochzeit: 1 Minute
Servieren: 8

Zutaten:

- 1 Tasse Olivenöl
- 1/4 Teelöffel rote Chiliflocken
- 1/4 Tasse Petersilie
- 1 Esslöffel Dijon-Senf
- 1 Teelöffel getrocknetes Basilikum
- 1 Teelöffel getrockneter Oregano
- 2 Knoblauchzehen
- 1/3 Tasse Wasser
- 1/2 Tasse Essig
- Pfeffer
- Salz

Wegbeschreibung:

1. Geben Sie alle Zutaten in den Mixerbehälter. Sichern Sie den Deckel.
2. Beginnen Sie mit dem Mixen bei niedriger Geschwindigkeit, erhöhen Sie dann schnell auf die höchste Geschwindigkeit und mixen Sie 1 Minute lang oder bis alles glatt ist.
3. Servieren und genießen.

Nährwert (Menge pro Portion):

- Kalorien 223
- Fett 25,3 g
- Kohlenhydrate 0,7 g
- Zucker 0,1 g
- Eiweiß 0,2 g
- Cholesterin 0 mg

Mango-Zitronen-Dressing

Zubereitungszeit: 10 Minuten
Kochzeit: 1 Minute
Servieren: 6

Zutaten:

- 1 Tasse Mango, gewürfelt
- 1/2 Teelöffel Knoblauchpulver
- 1/2 Teelöffel gemahlener Kreuzkümmel
- 1/4 Tasse Koriander
- 1 Esslöffel Olivenöl
- 1 Esslöffel Essig
- 1 Zitrone Saft
- Salz

Wegbeschreibung:

1. Geben Sie alle Zutaten in den Mixerbehälter. Sichern Sie den Deckel.
2. Beginnen Sie mit dem Mixen bei niedriger Geschwindigkeit, erhöhen Sie dann schnell auf die höchste Geschwindigkeit und mixen Sie 1 Minute lang oder bis alles glatt ist.
3. Servieren und genießen.

Nährwert (Menge pro Portion):

- Kalorien 41
- Fett 2,5 g
- Kohlenhydrate 4,6 g
- Zucker 4 g
- Eiweiß 0,4 g
- Cholesterin 0 mg

Leckeres Tahini-Dressing

Zubereitungszeit: 10 Minuten
Kochzeit: 1 Minute
Servieren: 8

Zutaten:

- 1/2 Tasse Tahini
- 1 Knoblauchzehe
- 1 Teelöffel Zwiebelpulver
- 1 Teelöffel Essig
- 1 Teelöffel Dijon-Senf
- 1 Esslöffel frischer Dill
- 1 Esslöffel frischer Schnittlauch
- 3 Esslöffel Zitronensaft
- 1/2 Tasse Wasser
- Salz

Wegbeschreibung:

1. Geben Sie alle Zutaten in den Mixerbehälter. Sichern Sie den Deckel.
2. Beginnen Sie mit dem Mixen bei niedriger Geschwindigkeit, erhöhen Sie dann schnell auf die höchste Geschwindigkeit und mixen Sie 1 Minute lang oder bis alles glatt ist.
3. Servieren und genießen.

Nährwert (Menge pro Portion):

- Kalorien 94
- Fett 8,2 g
- Kohlenhydrate 4 g
- Zucker 0,3 g
- Eiweiß 2,8 g
- Cholesterin 0 mg

Honig-Senf-Dressing

Zubereitungszeit: 10 Minuten
Kochzeit: 1 Minute
Servieren: 8

Zutaten:

- 3/4 Tasse Olivenöl
- 1/3 Tasse Essig
- 2 Esslöffel Limettensaft
- 1 Knoblauchzehe
- 1/4 Tasse Dijon-Senf
- 1/4 Tasse Honig
- Salz

Wegbeschreibung:

1. Geben Sie alle Zutaten in den Mixerbehälter. Sichern Sie den Deckel.
2. Beginnen Sie mit dem Mixen bei niedriger Geschwindigkeit, erhöhen Sie dann schnell auf die höchste Geschwindigkeit und mixen Sie 1 Minute lang oder bis alles glatt ist.
3. Servieren und genießen.

Nährwert (Menge pro Portion):

- Kalorien 205
- Fett 19,2 g
- Kohlenhydrate 10,3 g
- Zucker 9 g
- Eiweiß 0,4 g
- Cholesterin 0 mg

Südwest-Dressing

Zubereitungszeit: 10 Minuten
Kochzeit: 1 Minute
Servieren: 8

Zutaten:

- 1/4 Teelöffel Chipotle-Pulver
- 1/2 Teelöffel Paprika
- 1/2 Teelöffel Dill
- 1 Teelöffel gemahlener Kreuzkümmel
- 1 Teelöffel Zwiebelpulver
- 1 Teelöffel Knoblauchpulver
- 1 1/2 Teelöffel Chilipulver
- 1/4 Tasse frischer Zitronensaft
- 1 Tasse Mayonnaise
- Salz

Wegbeschreibung:

1. Geben Sie alle Zutaten in den Mixerbehälter. Sichern Sie den Deckel.
2. Beginnen Sie mit dem Mixen bei niedriger Geschwindigkeit, erhöhen Sie dann schnell auf die höchste Geschwindigkeit und mixen Sie 1 Minute lang oder bis alles glatt ist.
3. Servieren und genießen.

Nährwert (Menge pro Portion):

- Kalorien 138
- Fett 11,8 g
- Kohlenhydrate 8,3 g
- Zucker 2,4 g
- Eiweiß 0,6 g
- Cholesterin 9 mg

Kichererbsen-Paprika-Aufstrich

Zubereitungszeit: 10 Minuten
Kochzeit: 1 Minute
Servieren: 8

Zutaten:

- 14,5 oz Dose Kichererbsen, abgetropft
- 1 Esslöffel Olivenöl
- 1/2 Teelöffel Paprika
- 1 Esslöffel Essig
- 4 oz Dose geröstete rote Paprikaschoten, abgetropft
- Pfeffer
- Salz

Wegbeschreibung:

1. Geben Sie alle Zutaten in den Mixerbehälter. Sichern Sie den Deckel.
2. Beginnen Sie mit dem Mixen bei niedriger Geschwindigkeit, erhöhen Sie dann schnell auf die höchste Geschwindigkeit und mixen Sie 1 Minute lang oder bis die Masse glatt und cremig ist.
3. Servieren und genießen.

Nährwert (Menge pro Portion):

- Kalorien 83
- Fett 2,5 g
- Kohlenhydrate 12,7 g
- Zucker 0,6 g
- Eiweiß 2,7 g
- Cholesterin 0 mg

Leckerer Sandwich-Aufstrich

Zubereitungszeit: 10 Minuten
Kochzeit: 1 Minute
Servieren: 8

Zutaten:

- 1/3 Tasse Tahini
- 2 Esslöffel Nährhefe
- 14,5 oz Dose Kichererbsen, abgetropft
- 1 Karotte, geschält & gewürfelt
- 2 Grünkohlblätter
- 1/2 Teelöffel gemahlener Kreuzkümmel
- 1/2 Teelöffel Currypulver
- 2 Teelöffel Senf
- 2 Esslöffel Limettensaft
- 2 grüne Zwiebeln, gehackt
- 1/4 Tasse Petersilie
- Pfeffer
- Salz

Wegbeschreibung:

1. Geben Sie alle Zutaten in den Mixerbehälter. Sichern Sie den Deckel.
2. Beginnen Sie den Mixvorgang bei niedriger Geschwindigkeit, erhöhen Sie dann schnell auf die höchste Geschwindigkeit und mixen Sie 1 Minute lang oder bis Sie eine stückige Konsistenz erhalten.
3. Servieren und genießen.

Nährwert (Menge pro Portion):

- Kalorien 150
- Fett 6,4 g
- Kohlenhydrate 19,2 g
- Zucker 0,8 g
- Eiweiß 6,4 g

- Cholesterin 0 mg

Avocado-Sandwich-Aufstrich

Zubereitungszeit: 10 Minuten
Kochzeit: 1 Minute
Servieren: 2

Zutaten:

- 1 Avocado, das Fruchtfleisch aushöhlen
- 1 Limettensaft
- 2 Esslöffel grüne Zwiebel
- 1/4 Tasse Koriander
- 1/4 Teelöffel Paprika
- 14,5 oz Dose Kichererbsen, abgetropft
- Pfeffer
- Salz

Wegbeschreibung:

1. Geben Sie alle Zutaten in den Mixerbehälter. Sichern Sie den Deckel.
2. Beginnen Sie den Mixvorgang bei niedriger Geschwindigkeit, erhöhen Sie dann schnell auf die höchste Geschwindigkeit und mixen Sie 1 Minute lang oder bis Sie eine stückige Konsistenz erhalten.
3. Servieren und genießen.

Nährwert (Menge pro Portion):

- Kalorien 458
- Fett 22 g
- Kohlenhydrate 57,6 g
- Zucker 1,1 g
- Eiweiß 12,4 g
- Cholesterin 0 mg

Käse-Paprika-Aufstrich

Zubereitungszeit: 10 Minuten
Kochzeit: 1 Minute
Servieren: 20

Zutaten:

- 1 Tasse Dose geröstete rote Paprika, abgetropft
- 1/4 Teelöffel rote Chiliflocken
- 1 Teelöffel Limettensaft
- 8 oz Frischkäse
- 1 Knoblauchzehe
- 1/2 Teelöffel getrocknetes Basilikum
- Pfeffer
- Salz

Wegbeschreibung:

1. Geben Sie alle Zutaten in den Mixerbehälter. Sichern Sie den Deckel.
2. Beginnen Sie mit dem Mixen bei niedriger Geschwindigkeit, erhöhen Sie dann schnell auf die höchste Geschwindigkeit und mixen Sie 1 Minute lang oder bis die Masse glatt und cremig ist.
3. Servieren und genießen.

Nährwert (Menge pro Portion):

- Kalorien 45
- Fett 4,1 g
- Kohlenhydrate 1,4 g
- Zucker 0,6 g
- Eiweiß 1 g
- Cholesterin 12 mg

Kapitel 5: Nachspeisen

Einfaches Lemon Curd

Zubereitungszeit: 5 Minuten
Kochzeit: 5 Minuten
Servieren: 4

Zutaten:

- 5 Eier
- 1/2 Tasse Butter, in Stückchen geschnitten
- 1 1/2 Tassen Zucker
- 1/2 Tasse Zitronensaft
- 1/8 Teelöffel Salz

Wegbeschreibung:

1. Geben Sie alle Zutaten in den Mixerbehälter. Sichern Sie den Deckel.
2. Beginnen Sie den Mixvorgang bei niedriger Geschwindigkeit, erhöhen Sie dann langsam auf die höchste Geschwindigkeit und mixen Sie 5 Minuten lang.
3. In den Behälter gießen und für 2 Stunden in den Kühlschrank stellen.
4. Servieren und genießen.

Nährwert (Menge pro Portion):

- Kalorien 571
- Fett 28,7 g
- Kohlenhydrate 76,1 g
- Zucker 76,1 g
- Eiweiß 7,4 g
- Cholesterin 266 mg

Erdbeer-Bananen-Sorbet

Zubereitungszeit: 5 Minuten
Kochzeit: 1 Minute
Servieren: 6

Zutaten:

- 1/2 lb gefrorene Erdbeere
- 1/2 lb gefrorene Banane
- 1/3 Tasse Honig
- 3 Esslöffel frischer Zitronensaft

Wegbeschreibung:

1. Geben Sie alle Zutaten in den Mixerbehälter. Sichern Sie den Deckel.
2. Beginnen Sie mit dem Mixen bei niedriger Geschwindigkeit, erhöhen Sie dann langsam auf die höchste Geschwindigkeit und mixen Sie 1 Minute lang oder bis alles glatt ist.
3. In den Behälter gießen und für 3 Stunden in den Kühlschrank stellen.
4. Servieren und genießen.

Nährwert (Menge pro Portion):

- Kalorien 106
- Fett 0,7 g
- Kohlenhydrate 25,2 g
- Zucker 21,9 g
- Eiweiß 1,2 g
- Cholesterin 3 mg

Mousse au Chocolat

Zubereitungszeit: 5 Minuten
Kochzeit: 1 Minute
Servieren: 4

Zutaten:

- 6 oz Schokolade, geschmolzen
- 1/2 Teelöffel Vanille
- 3 Avocados, das Fruchtfleisch aushöhlen
- 1/2 Tasse Kakaopulver
- 3 Esslöffel Kokosnussöl, geschmolzen

Wegbeschreibung:

1. Geben Sie alle Zutaten in den Mixerbehälter. Sichern Sie den Deckel.
2. Beginnen Sie mit dem Mixen bei niedriger Geschwindigkeit, erhöhen Sie dann langsam auf die höchste Geschwindigkeit und mixen Sie 1 Minute lang oder bis alles glatt ist.
3. In den Behälter gießen und für 1 Stunde in den Kühlschrank stellen.
4. Servieren und genießen.

Nährwert (Menge pro Portion):

- Kalorien 648
- Fett 53,6 g
- Kohlenhydrate 44,2 g
- Zucker 22,9 g
- Eiweiß 8,1 g
- Cholesterin 10 mg

Fluffiges Erdbeer-Mousse

Zubereitungszeit: 5 Minuten
Kochzeit: 1 Minute
Servieren: 10

Zutaten:

- 1 Tasse Erdbeeren
- 3 Unzen Erdbeerpudding
- 1 Tasse heißes Wasser
- 3 Esslöffel Zucker
- 5 Esslöffel Mascarpone-Käse
- 2 Tassen schwere Schlagsahne

Wegbeschreibung:

1. Geben Sie alle Zutaten in den Mixerbehälter. Sichern Sie den Deckel.
2. Beginnen Sie mit dem Mixen bei niedriger Geschwindigkeit, erhöhen Sie dann langsam auf die höchste Geschwindigkeit und mixen Sie 1 Minute lang oder bis alles glatt ist.
3. In den Behälter gießen und für 6 Stunden in den Kühlschrank stellen.
4. Servieren und genießen.

Nährwert (Menge pro Portion):

- Kalorien 120
- Fett 9,9 g
- Kohlenhydrate 6,8 g
- Zucker 5,5 g
- Eiweiß 1,6 g
- Cholesterin 37 mg

Einfaches Kürbis-Mousse

Zubereitungszeit: 5 Minuten
Kochzeit: 1 Minute
Servieren: 4

Zutaten:

- 1/2 Tasse Kürbispüree
- 1 Teelöffel Vanille
- 1 Esslöffel Kürbiskuchengewürz
- 1/4 Tasse Ahornsirup
- 1 Tasse Kokosnusscreme
- Prise Salz

Wegbeschreibung:

1. Geben Sie alle Zutaten in den Mixerbehälter. Sichern Sie den Deckel.
2. Beginnen Sie mit dem Mixen bei niedriger Geschwindigkeit, erhöhen Sie dann langsam auf die höchste Geschwindigkeit und mixen Sie 1 Minute lang oder bis alles glatt ist.
3. In den Behälter gießen und für 2 Stunden in den Kühlschrank stellen.
4. Servieren und genießen.

Nährwert (Menge pro Portion):

- Kalorien 208
- Fett 14,6 g
- Kohlenhydrate 20,1 g
- Zucker 15 g
- Eiweiß 1,8 g
- Cholesterin 0 mg

Erdnussbutter-Mousse

Zubereitungszeit: 5 Minuten
Kochzeit: 5 Minuten
Servieren: 2

Zutaten:

- 3 Esslöffel glatte Erdnussbutter
- 1/2 Tasse Schokoladenchips
- 1/4 Tasse Zucker
- 14 oz fester Tofu, abgetropft & gewürfelt
- 1/2 Tasse Mandelmilch

Wegbeschreibung:

1. Erhitzen Sie die Mandelmilch in einem Topf, bis sie gerade warm ist.
2. Geben Sie alle Zutaten in den Mixerbehälter. Sichern Sie den Deckel.
3. Beginnen Sie mit dem Mixen bei niedriger Geschwindigkeit, erhöhen Sie dann langsam auf die höchste Geschwindigkeit und mixen Sie 1 Minute lang oder bis alles glatt ist.
4. In den Behälter gießen und für 4 Stunden in den Kühlschrank stellen.
5. Servieren und genießen.

Nährwert (Menge pro Portion):

- Kalorien 646
- Fett 35,8 g
- Kohlenhydrate 63 g
- Zucker 54,5 g
- Eiweiß 26,5 g
- Cholesterin 12 mg

Kürbis-Mousse

Zubereitungszeit: 5 Minuten
Kochzeit: 1 Minute
Servieren: 10

Zutaten:

- 15 oz Dose Kürbispüree
- 3/4 Tasse Schlagsahne
- 2 Esslöffel Kürbisgewürz
- 2 Teelöffel Vanille
- 1/2 Tasse Swerve
- 12 oz Frischkäse, erweicht

Wegbeschreibung:

1. Geben Sie alle Zutaten in den Mixerbehälter. Sichern Sie den Deckel.
2. Beginnen Sie mit dem Mixen bei niedriger Geschwindigkeit, erhöhen Sie dann langsam auf die höchste Geschwindigkeit und mixen Sie 1 Minute lang oder bis alles glatt ist.
3. In den Behälter gießen und für 2 Stunden in den Kühlschrank stellen.
4. Servieren und genießen.

Nährwert (Menge pro Portion):

- Kalorien 219
- Fett 15,3 g
- Kohlenhydrate 17,1 g
- Zucker 6,3 g
- Eiweiß 4,3 g
- Cholesterin 50 mg

Himbeer Mousse

Zubereitungszeit: 5 Minuten
Kochzeit: 1 Minute
Servieren: 2

Zutaten:

- 1 Tasse gefrorene Himbeeren
- 1 Esslöffel Mandelmilch
- 1 gefrorene Banane
- 1 Avocado, das Fruchtfleisch aushöhlen

Wegbeschreibung:

1. Geben Sie alle Zutaten in den Mixerbehälter. Sichern Sie den Deckel.
2. Beginnen Sie mit dem Mixen bei niedriger Geschwindigkeit, erhöhen Sie dann langsam auf die höchste Geschwindigkeit und mixen Sie 1 Minute lang oder bis alles glatt ist.
3. In den Behälter gießen und für 1 Stunde in den Kühlschrank stellen.
4. Servieren und genießen.

Nährwert (Menge pro Portion):

- Kalorien 351
- Fett 21,6 g
- Kohlenhydrate 41,8 g
- Zucker 28 g
- Eiweiß 3 g
- Cholesterin 0 mg

Kirsche Joghurt

Zubereitungszeit: 5 Minuten
Kochzeit: 5 Minuten
Servieren: 6

Zutaten:

- 16 oz gefrorene Kirschen
- 2 Esslöffel Limettensaft
- 1 Tasse Naturjoghurt
- 1/2 Tasse Ahornsirup
- Prise Salz

Wegbeschreibung:

1. Geben Sie alle Zutaten in den Mixerbehälter. Sichern Sie den Deckel.
2. Beginnen Sie mit dem Mixen bei niedriger Geschwindigkeit, erhöhen Sie dann langsam auf die höchste Geschwindigkeit und mixen Sie 5 Minuten lang oder bis die Masse glatt ist.
3. In den Behälter gießen und für 1 Stunde in den Kühlschrank stellen.
4. Servieren und genießen.

Nährwert (Menge pro Portion):

- Kalorien 136
- Fett 0,9 g
- Kohlenhydrate 30 g
- Zucker 25,6 g
- Eiweiß 3,1 g
- Cholesterin 2 mg

Mango-Sorbet

Zubereitungszeit: 5 Minuten
Kochzeit: 1 Minute
Servieren: 5

Zutaten:

- 4 Tassen Mangos, gewürfelt
- 3 Tassen Eiswürfel
- 1 Tasse Zucker
- 1 Teelöffel Limettensaft

Wegbeschreibung:

1. Geben Sie alle Zutaten in den Mixerbehälter. Sichern Sie den Deckel.
2. Beginnen Sie mit dem Mixen bei niedriger Geschwindigkeit, erhöhen Sie dann langsam auf die höchste Geschwindigkeit und mixen Sie 5 Minuten lang oder bis die Masse glatt ist.
3. Servieren und genießen.

Nährwert (Menge pro Portion):

- Kalorien 229
- Fett 0,5 g
- Kohlenhydrate 60,5 g
- Zucker 58,2 g
- Eiweiß 1,1 g
- Cholesterin 0 mg

Perfektes Ananaseis

Zubereitungszeit: 5 Minuten
Kochzeit: 5 Minuten
Servieren: 6

Zutaten:

- 20 oz Dose zerdrückte Ananas
- 1/2 Tasse Schlagsahne
- 1 1/2 Tassen Ananassaft

Wegbeschreibung:

1. Geben Sie alle Zutaten in den Mixerbehälter. Sichern Sie den Deckel.
2. Beginnen Sie mit dem Mixen bei niedriger Geschwindigkeit, erhöhen Sie dann langsam auf die höchste Geschwindigkeit und mixen Sie 5 Minuten lang oder bis die Masse glatt ist.
3. In den Behälter gießen und für 4 Stunden in den Kühlschrank stellen.
4. Servieren und genießen.

Nährwert (Menge pro Portion):

- Kalorien 118
- Fett 3,8 g
- Kohlenhydrate 20,9 g
- Zucker 15,7 g
- Eiweiß 0,8 g
- Cholesterin 14 mg

Einfaches Erdbeereis

Zubereitungszeit: 5 Minuten
Kochzeit: 1 Minute
Servieren: 1

Zutaten:

- 10 gefrorene Erdbeeren
- 1/2 Teelöffel Vanille
- 1 Messlöffel Vanille-Proteinpulver
- 1/2 gefrorene Banane
- 1/4 Tasse Kokosnussmilch mit vollem Fettgehalt

Wegbeschreibung:

1. Geben Sie alle Zutaten in den Mixerbehälter. Sichern Sie den Deckel.
2. Beginnen Sie mit dem Mixen bei niedriger Geschwindigkeit, erhöhen Sie dann langsam auf die höchste Geschwindigkeit und mixen Sie 1 Minute lang oder bis alles glatt ist.
3. Servieren und genießen.

Nährwert (Menge pro Portion):

- Kalorien 688
- Fett 4,3 g
- Kohlenhydrate 142,6 g
- Zucker 98 g
- Eiweiß 24,8 g
- Cholesterin 15 mg

Blaubeer-Eiscreme

Zubereitungszeit: 5 Minuten
Kochzeit: 1 Minute
Servieren: 4

Zutaten:

- 1 Becher schwere Schlagsahne
- 1 1/2 Tassen gefrorene Heidelbeeren
- 4 Esslöffel Erythrit

Wegbeschreibung:

1. Geben Sie alle Zutaten in den Mixerbehälter. Sichern Sie den Deckel.
2. Beginnen Sie mit dem Mixen bei niedriger Geschwindigkeit, erhöhen Sie dann langsam auf die höchste Geschwindigkeit und mixen Sie 1 Minute lang oder bis alles glatt ist.
3. In den Behälter gießen und für 4 Stunden in den Kühlschrank stellen.
4. Servieren und genießen.

Nährwert (Menge pro Portion):

- Kalorien 135
- Fett 11,3 g
- Kohlenhydrate 23,7 g
- Zucker 20,4 g
- Eiweiß 1 g
- Cholesterin 41 mg

Pfirsich-Eiscreme

Zubereitungszeit: 5 Minuten
Kochzeit: 1 Minute
Servieren: 4

Zutaten:

- 3 Tassen gefrorene Pfirsichscheiben
- 2 Esslöffel Honig
- 1 1/2 Tassen Mandelmilch

Wegbeschreibung:

1. Geben Sie alle Zutaten in den Mixerbehälter. Sichern Sie den Deckel.
2. Beginnen Sie mit dem Mixen bei niedriger Geschwindigkeit, erhöhen Sie dann langsam auf die höchste Geschwindigkeit und mixen Sie 1 Minute lang oder bis alles glatt ist.
3. In den Behälter gießen und für 4 Stunden in den Kühlschrank stellen.
4. Servieren und genießen.

Nährwert (Menge pro Portion):

- Kalorien 415
- Fett 21,7 g
- Kohlenhydrate 58,6 g
- Zucker 53,2 g
- Eiweiß 3,3 g
- Cholesterin 0 mg

Erdbeer-Käsekuchen-Eiscreme

Zubereitungszeit: 5 Minuten
Kochzeit: 1 Minute
Servieren: 2

Zutaten:

- 1 Tasse gefrorene Erdbeeren
- 6 Tropfen flüssiges Stevia
- 1 Esslöffel Frischkäse
- 1/4 Tasse griechischer Joghurt
- 3/4 Tasse Mandelmilch

Wegbeschreibung:

1. Geben Sie alle Zutaten in den Mixerbehälter. Sichern Sie den Deckel.
2. Beginnen Sie mit dem Mixen bei niedriger Geschwindigkeit, erhöhen Sie dann langsam auf die höchste Geschwindigkeit und mixen Sie 1 Minute lang oder bis alles glatt ist.
3. Servieren und genießen.

Nährwert (Menge pro Portion):

- Kalorien 268
- Fett 23,7 g
- Kohlenhydrate 12,6 g
- Zucker 8,5 g
- Eiweiß 5 g
- Cholesterin 7 mg

Einfaches Kirsch-Sorbet

Zubereitungszeit: 5 Minuten
Kochzeit: 1 Minute
Servieren: 6

Zutaten:

- 1 lb gefrorene Kirschen, entsteint
- 1 Teelöffel frischer Zitronensaft
- 1 Tasse Zucker

Wegbeschreibung:

1. Geben Sie alle Zutaten in den Mixerbehälter. Sichern Sie den Deckel.
2. Beginnen Sie mit dem Mixen bei niedriger Geschwindigkeit, erhöhen Sie dann langsam auf die höchste Geschwindigkeit und mixen Sie 1 Minute lang oder bis alles glatt ist.
3. In den Behälter gießen und für 5 Stunden in den Kühlschrank stellen.
4. Servieren und genießen.

Nährwert (Menge pro Portion):

- Kalorien 160
- Fett 0,3 g
- Kohlenhydrate 41,7 g
- Zucker 40,2 g
- Eiweiß 0,7 g
- Cholesterin 0 mg

Nutella-Bananen-Eiscreme

Zubereitungszeit: 5 Minuten
Kochzeit: 1 Minute
Servieren: 4

Zutaten:

- 4 gefrorene Banane
- 1/2 Tasse Nutella

Wegbeschreibung:

1. Geben Sie alle Zutaten in den Mixerbehälter. Sichern Sie den Deckel.
2. Beginnen Sie mit dem Mixen bei niedriger Geschwindigkeit, erhöhen Sie dann langsam auf die höchste Geschwindigkeit und mixen Sie 1 Minute lang oder bis alles glatt ist.
3. In den Behälter gießen und für 2 Stunden in den Kühlschrank stellen.
4. Servieren und genießen.

Nährwert (Menge pro Portion):

- Kalorien 135
- Fett 3,4 g
- Kohlenhydrate 22,9 g
- Zucker 17,5 g
- Eiweiß 3,3 g
- Cholesterin 10 mg

Chia Schokoladenpudding

Zubereitungszeit: 5 Minuten
Kochzeit: 1 Minute
Servieren: 4

Zutaten:

- 6 Esslöffel Chiasamen
- 1 Teelöffel Vanille
- 2 Esslöffel Kakaopulver
- 1/4 Tasse Honig
- 1 Tasse Mandelmilch
- Prise Salz

Wegbeschreibung:

1. Geben Sie alle Zutaten in den Mixerbehälter. Sichern Sie den Deckel.
2. Beginnen Sie mit dem Mixen bei niedriger Geschwindigkeit, erhöhen Sie dann langsam auf die höchste Geschwindigkeit und mixen Sie 1 Minute lang oder bis alles glatt ist.
3. In den Behälter gießen und für 3 Stunden in den Kühlschrank stellen.
4. Servieren und genießen.

Nährwert (Menge pro Portion):

- Kalorien 418
- Fett 27,7 g
- Kohlenhydrate 40,3 g
- Zucker 19,6 g
- Eiweiß 8,9 g
- Cholesterin 0 mg

Ananas-Mango-Sorbet

Zubereitungszeit: 5 Minuten
Kochzeit: 1 Minute
Servieren: 4

Zutaten:

- 2 Tassen gefrorene Ananas
- 2 Tassen gefrorene Mango
- 1 Esslöffel Ahornsirup

Wegbeschreibung:

1. Geben Sie alle Zutaten in den Mixerbehälter. Sichern Sie den Deckel.
2. Beginnen Sie mit dem Mixen bei niedriger Geschwindigkeit, erhöhen Sie dann langsam auf die höchste Geschwindigkeit und mixen Sie 1 Minute lang oder bis alles glatt ist.
3. Servieren und genießen.

Nährwert (Menge pro Portion):

- Kalorien 178
- Fett 2,6 g
- Kohlenhydrate 37,3 g
- Zucker 32,7 g
- Eiweiß 2,5 g
- Cholesterin 10 mg

Himbeer-Sorbet

Zubereitungszeit: 5 Minuten
Kochzeit: 1 Minute
Servieren: 2

Zutaten:

- 1/2 Tasse gefrorene Kirschen, entsteint
- 1 1/3 Tassen gefrorene Himbeeren
- 1 gefrorene Banane
- 2/3 Tasse Mandelmilch

Wegbeschreibung:

1. Geben Sie alle Zutaten in den Mixerbehälter. Sichern Sie den Deckel.
2. Beginnen Sie mit dem Mixen bei niedriger Geschwindigkeit, erhöhen Sie dann langsam auf die höchste Geschwindigkeit und mixen Sie 1 Minute lang oder bis alles glatt ist.
3. Servieren und genießen.

Nährwert (Menge pro Portion):

- Kalorien 429
- Fett 20,5 g
- Kohlenhydrate 62,3 g
- Zucker 49,9 g
- Eiweiß 4,9 g
- Cholesterin 5 mg

Blaubeer-Sorbet

Zubereitungszeit: 5 Minuten
Kochzeit: 1 Minute
Servieren: 4

Zutaten:

- 4 Tassen gefrorene Heidelbeeren
- 1/2 Tasse Wasser
- 2 Esslöffel Honig

Wegbeschreibung:

1. Geben Sie alle Zutaten in den Mixerbehälter. Sichern Sie den Deckel.
2. Beginnen Sie mit dem Mixen bei niedriger Geschwindigkeit, erhöhen Sie dann langsam auf die höchste Geschwindigkeit und mixen Sie 1 Minute lang oder bis alles glatt ist.
3. In den Behälter gießen und für 4 Stunden in den Kühlschrank stellen.
4. Servieren und genießen.

Nährwert (Menge pro Portion):

- Kalorien 115
- Fett 0,5 g
- Kohlenhydrate 29,7 g
- Zucker 23 g
- Eiweiß 1,1 g
- Cholesterin 0 mg

Orange-Ananas-Sorbet

Zubereitungszeit: 5 Minuten
Kochzeit: 1 Minute
Servieren: 4

Zutaten:

- 1/2 Orangenschale
- 3 Tassen gefrorene Ananasstücke

Wegbeschreibung:

1. Geben Sie alle Zutaten in den Mixerbehälter. Sichern Sie den Deckel.
2. Beginnen Sie mit dem Mixen bei niedriger Geschwindigkeit, erhöhen Sie dann langsam auf die höchste Geschwindigkeit und mixen Sie 1 Minute lang oder bis alles glatt ist.
3. In den Behälter gießen und für 4 Stunden in den Kühlschrank stellen.
4. Servieren und genießen.

Nährwert (Menge pro Portion):

- Kalorien 159
- Fett 0,2 g
- Kohlenhydrate 41 g
- Zucker 38,8 g
- Eiweiß 0,8 g
- Cholesterin 0 mg

Kokosnuss Eis am Stiel

Zubereitungszeit: 5 Minuten
Kochzeit: 1 Minute
Servieren: 4

Zutaten:

- 14 oz Kokosnussmilch
- 1 Banane
- 1 Esslöffel Ahornsirup

Wegbeschreibung:

1. Geben Sie alle Zutaten in den Mixerbehälter. Sichern Sie den Deckel.
2. Beginnen Sie mit dem Mixen bei niedriger Geschwindigkeit, erhöhen Sie dann langsam auf die höchste Geschwindigkeit und mixen Sie 1 Minute lang oder bis alles glatt ist.
3. In die Popsicle-Formen gießen und in den Kühlschrank stellen, bis sie fest werden.
4. Servieren und genießen.

Nährwert (Menge pro Portion):

- Kalorien 268
- Fett 23,8 g
- Kohlenhydrate 15,6 g
- Zucker 9,9 g
- Eiweiß 2,6 g
- Cholesterin 0 mg

Kokosnuss-Kirsch-Eis am Stiel

Zubereitungszeit: 5 Minuten
Kochzeit: 1 Minute
Servieren: 10

Zutaten:

- 14 oz Dose vollfette Kokosnussmilch
- 1 Teelöffel Ahornsirup
- 2 Tassen frische Kirschen, entsteint

Wegbeschreibung:

1. Geben Sie alle Zutaten in den Mixerbehälter. Sichern Sie den Deckel.
2. Beginnen Sie mit dem Mixen bei niedriger Geschwindigkeit, erhöhen Sie dann langsam auf die höchste Geschwindigkeit und mixen Sie 1 Minute lang oder bis alles glatt ist.
3. In die Popsicle-Formen gießen und in den Kühlschrank stellen, bis sie fest werden.
4. Servieren und genießen.

Nährwert (Menge pro Portion):

- Kalorien 92
- Fett 7,3 g
- Kohlenhydrate 5,8 g
- Zucker 1 g
- Eiweiß 0,7 g
- Cholesterin 0 mg

Leckerer Blaubeer-Joghurt

Zubereitungszeit: 5 Minuten
Kochzeit: 1 Minute
Servieren: 2

Zutaten:

- 1 Tasse gefrorene Heidelbeeren
- 1 Teelöffel Vanille
- 2 Esslöffel Ahornsirup
- 1 1/2 Tassen Mandelmilchjoghurt
- Prise Salz

Wegbeschreibung:

1. Geben Sie alle Zutaten in den Mixerbehälter. Sichern Sie den Deckel.
2. Beginnen Sie mit dem Mixen bei niedriger Geschwindigkeit, erhöhen Sie dann langsam auf die höchste Geschwindigkeit und mixen Sie 1 Minute lang oder bis alles glatt ist.
3. Servieren und genießen.

Nährwert (Menge pro Portion):

- Kalorien 212
- Fett 4,8 g
- Kohlenhydrate 42,2 g
- Zucker 32,9 g
- Eiweiß 2,8 g
- Cholesterin 0 mg

Kapitel 6: Getränke

Gesunder Beeren-Smoothie

Zubereitungszeit: 5 Minuten
Kochzeit: 1 Minute
Servieren: 2

Zutaten:

- 1/2 Tasse Heidelbeeren
- 1 Tasse Erdbeeren
- 1 Esslöffel Honig
- 1 Tasse Mandelmilch
- 1 Esslöffel Chiasamen
- 1/3 Tasse Hafer

Wegbeschreibung:

1. Geben Sie alle Zutaten in den Mixerbehälter. Sichern Sie den Deckel.
2. Beginnen Sie mit dem Mixen auf niedriger Geschwindigkeit, erhöhen Sie dann schnell auf die höchste Geschwindigkeit und mixen Sie 1 Minute lang oder bis alles glatt ist.
3. Servieren und genießen.

Nährwert (Menge pro Portion):

- Kalorien 403
- Fett 29,9 g
- Kohlenhydrate 35,3 g
- Zucker 19,9 g
- Eiweiß 5,3 g
- Cholesterin 0 mg

Wassermelone-Erdbeer-Smoothie

Zubereitungszeit: 5 Minuten
Kochzeit: 1 Minute
Servieren: 2

Zutaten:

- 1 Esslöffel Hanfsamen
- 3/4 Tasse Joghurt
- 1 Tasse Erdbeeren
- 4 Tassen Wassermelone

Wegbeschreibung:

1. Geben Sie alle Zutaten in den Mixerbehälter. Sichern Sie den Deckel.
2. Beginnen Sie mit dem Mixen auf niedriger Geschwindigkeit, erhöhen Sie dann schnell auf die höchste Geschwindigkeit und mixen Sie 1 Minute lang oder bis alles glatt ist.
3. Servieren und genießen.

Nährwert (Menge pro Portion):

- Kalorien 180
- Fett 1,7 g
- Kohlenhydrate 34,8 g
- Zucker 28,7 g
- Eiweiß 7,5 g
- Cholesterin 6 mg

Banane-Kaffee-Smoothie

Zubereitungszeit: 5 Minuten
Kochzeit: 1 Minute
Servieren: 2

Zutaten:

- 1 Tasse gebrühter Kaffee
- 1 Esslöffel Kakaopulver
- 1 Tasse Milch
- 1 Esslöffel Mandelbutter
- 1 Banane

Wegbeschreibung:

1. Geben Sie alle Zutaten in den Mixerbehälter. Sichern Sie den Deckel.
2. Beginnen Sie mit dem Mixen auf niedriger Geschwindigkeit, erhöhen Sie dann schnell auf die höchste Geschwindigkeit und mixen Sie 1 Minute lang oder bis alles glatt ist.
3. Servieren und genießen.

Nährwert (Menge pro Portion):

- Kalorien 170
- Fett 7,6 g
- Kohlenhydrate 22,5 g
- Zucker 13,1 g
- Eiweiß 7 g
- Cholesterin 10 mg

Dicker & cremiger Bananen-Smoothie

Zubereitungszeit: 5 Minuten
Kochzeit: 1 Minute
Servieren: 2

Zutaten:

- 2 Bananen
- 2 Esslöffel Ahornsirup
- 1/2 Tasse Mandelmilch
- 1 Tasse griechischer Joghurt

Wegbeschreibung:

1. Geben Sie alle Zutaten in den Mixerbehälter. Sichern Sie den Deckel.
2. Beginnen Sie mit dem Mixen auf niedriger Geschwindigkeit, erhöhen Sie dann schnell auf die höchste Geschwindigkeit und mixen Sie 1 Minute lang oder bis alles glatt ist.
3. Servieren und genießen.

Nährwert (Menge pro Portion):

- Kalorien 295
- Fett 14,7 g
- Kohlenhydrate 43,7 g
- Zucker 28,3 g
- Eiweiß 2,7 g
- Cholesterin 0 mg

Zimt-Bananen-Smoothie

Zubereitungszeit: 5 Minuten
Kochzeit: 1 Minute
Servieren: 2

Zutaten:

- 1 Banane
- 1/2 Tasse Eis
- 1/8 Teelöffel Zimt
- 1/3 Teelöffel Vanille
- 1/4 Tasse Walnüsse
- 1/3 Tasse Haferflocken
- 1 Tasse Mandelmilch
- 1 Apfel, schälen & würfeln
- Prise Salz

Wegbeschreibung:

1. Geben Sie alle Zutaten in den Mixerbehälter. Sichern Sie den Deckel.
2. Beginnen Sie mit dem Mixen auf niedriger Geschwindigkeit, erhöhen Sie dann schnell auf die höchste Geschwindigkeit und mixen Sie 1 Minute lang oder bis alles glatt ist.
3. Servieren und genießen.

Nährwert (Menge pro Portion):

- Kalorien 537
- Fett 39,1 g
- Kohlenhydrate 46 g
- Zucker 23 g
- Eiweiß 9,3 g
- Cholesterin 0 mg

Gesunder Avocado-Spinat-Smoothie

Zubereitungszeit: 5 Minuten
Kochzeit: 1 Minute
Servieren: 2

Zutaten:

- 2 Tassen Spinat
- 3/4 Tasse Mandelmilch
- 1 Esslöffel Mandelbutter
- 1/2 Avocado, das Fruchtfleisch aushöhlen
- 1 Banane

Wegbeschreibung:

1. Geben Sie alle Zutaten in den Mixerbehälter. Sichern Sie den Deckel.
2. Beginnen Sie mit dem Mixen auf niedriger Geschwindigkeit, erhöhen Sie dann schnell auf die höchste Geschwindigkeit und mixen Sie 1 Minute lang oder bis alles glatt ist.
3. Servieren und genießen.

Nährwert (Menge pro Portion):

- Kalorien 418
- Fett 36,1 g
- Kohlenhydrate 25,4 g
- Zucker 11 g
- Eiweiß 6,2 g
- Cholesterin 0 mg

Mango-Erdbeer-Smoothie

Zubereitungszeit: 5 Minuten
Kochzeit: 1 Minute
Servieren: 2

Zutaten:

- 1/2 Tasse Erdbeere
- 1/2 Tasse Mango
- 1 Esslöffel Honig
- 1 Tasse Orangensaft
- 3 Esslöffel Wasser
- 3/4 Tasse Orangensaft

Wegbeschreibung:

1. Geben Sie alle Zutaten in den Mixerbehälter. Sichern Sie den Deckel.
2. Beginnen Sie mit dem Mixen auf niedriger Geschwindigkeit, erhöhen Sie dann schnell auf die höchste Geschwindigkeit und mixen Sie 1 Minute lang oder bis alles glatt ist.
3. Servieren und genießen.

Nährwert (Menge pro Portion):

- Kalorien 166
- Fett 0,7 g
- Kohlenhydrate 40,2 g
- Zucker 34,2 g
- Eiweiß 2,1 g
- Cholesterin 0 mg

Gesunder Himbeer-Smoothie

Zubereitungszeit: 5 Minuten
Kochzeit: 1 Minute
Servieren: 2

Zutaten:

- 2 Tassen Himbeeren
- 1 Tasse Joghurt
- 1 Tasse Mandelmilch
- 1 Limettensaft
- 1 Limettenschale
- 1 Esslöffel Honig

Wegbeschreibung:

1. Geben Sie alle Zutaten in den Mixerbehälter. Sichern Sie den Deckel.
2. Beginnen Sie mit dem Mixen auf niedriger Geschwindigkeit, erhöhen Sie dann schnell auf die höchste Geschwindigkeit und mixen Sie 1 Minute lang oder bis alles glatt ist.
3. Servieren und genießen.

Nährwert (Menge pro Portion):

- Kalorien 459
- Fett 30,9 g
- Kohlenhydrate 38,6 g
- Zucker 26,7 g
- Eiweiß 11,2 g
- Cholesterin 7 mg

Mix Beeren-Smoothie

Zubereitungszeit: 5 Minuten
Kochzeit: 1 Minute
Servieren: 2

Zutaten:

- 1 Banane
- 1/2 Tasse Heidelbeeren
- 1/2 Tasse Himbeeren
- 1 Tasse Erdbeeren
- 1 Tasse Mandelmilch
- 1/4 Teelöffel Vanille

Wegbeschreibung:

1. Geben Sie alle Zutaten in den Mixerbehälter. Sichern Sie den Deckel.
2. Beginnen Sie mit dem Mixen auf niedriger Geschwindigkeit, erhöhen Sie dann schnell auf die höchste Geschwindigkeit und mixen Sie 1 Minute lang oder bis alles glatt ist.
3. Servieren und genießen.

Nährwert (Menge pro Portion):

- Kalorien 390
- Fett 29,4 g
- Kohlenhydrate 34,7 g
- Zucker 19,8 g
- Eiweiß 4,5 g
- Cholesterin 0 mg

Grüner Ananas-Smoothie

Zubereitungszeit: 5 Minuten
Kochzeit: 1 Minute
Servieren: 2

Zutaten:

- 1/2 Tasse Ananas
- 1 Banane
- 1/2 Tasse Mango
- 2 Tassen Spinat
- 1 Tasse Mandelmilch
- 1 Tasse griechischer Joghurt

Wegbeschreibung:

1. Geben Sie alle Zutaten in den Mixerbehälter. Sichern Sie den Deckel.
2. Beginnen Sie mit dem Mixen auf niedriger Geschwindigkeit, erhöhen Sie dann schnell auf die höchste Geschwindigkeit und mixen Sie 1 Minute lang oder bis alles glatt ist.
3. Servieren und genießen.

Nährwert (Menge pro Portion):

- Kalorien 381
- Fett 29,1 g
- Kohlenhydrate 32,8 g
- Zucker 21,1 g
- Eiweiß 4,8 g
- Cholesterin 0 mg

Kiwi-Erdbeer-Smoothie

Zubereitungszeit: 5 Minuten
Kochzeit: 1 Minute
Servieren: 2

Zutaten:

- 2 Tassen Erdbeeren
- 1/2 Teelöffel Vanille
- 1 Tasse Mandelmilch
- 1 Banane
- 2 Kiwi, geschält & gewürfelt

Wegbeschreibung:

1. Geben Sie alle Zutaten in den Mixerbehälter. Sichern Sie den Deckel.
2. Beginnen Sie mit dem Mixen auf niedriger Geschwindigkeit, erhöhen Sie dann schnell auf die höchste Geschwindigkeit und mixen Sie 1 Minute lang oder bis alles glatt ist.
3. Servieren und genießen.

Nährwert (Menge pro Portion):

- Kalorien 424
- Fett 29 g
- Kohlenhydrate 42 g
- Zucker 25 g
- Eiweiß 5 g
- Cholesterin 0 mg

Banane-Erdnussbutter-Smoothie

Zubereitungszeit: 5 Minuten
Kochzeit: 1 Minute
Servieren: 2

Zutaten:

- 1 1/2 Tassen Mandelmilch
- 1 Tasse Eis
- 1 Esslöffel Kakaopulver
- 1/2 Teelöffel Vanille
- 2 Esslöffel griechischer Joghurt
- 2 Esslöffel Erdnussbutter
- 2 Bananen

Wegbeschreibung:

1. Geben Sie alle Zutaten in den Mixerbehälter. Sichern Sie den Deckel.
2. Beginnen Sie mit dem Mixen auf niedriger Geschwindigkeit, erhöhen Sie dann schnell auf die höchste Geschwindigkeit und mixen Sie 1 Minute lang oder bis alles glatt ist.
3. Servieren und genießen.

Nährwert (Menge pro Portion):

- Kalorien 622
- Fett 51 g
- Kohlenhydrate 41 g
- Zucker 22 g
- Eiweiß 9 g
- Cholesterin 0 mg

Wassermelone-Erdbeer-Smoothie

Zubereitungszeit: 5 Minuten
Kochzeit: 1 Minute
Servieren: 2

Zutaten:

- 3 1/2 Tassen Wassermelone
- 8 oz Erdbeeren

Wegbeschreibung:

1. Geben Sie alle Zutaten in den Mixerbehälter. Sichern Sie den Deckel.
2. Beginnen Sie mit dem Mixen auf niedriger Geschwindigkeit, erhöhen Sie dann schnell auf die höchste Geschwindigkeit und mixen Sie 1 Minute lang oder bis alles glatt ist.
3. Servieren und genießen.

Nährwert (Menge pro Portion):

- Kalorien 116
- Fett 0,7 g
- Kohlenhydrate 28,7 g
- Zucker 21 g
- Eiweiß 2,3 g
- Cholesterin 0 mg

Spinat-Kirsche-Banane-Smoothie

Zubereitungszeit: 5 Minuten
Kochzeit: 1 Minute
Servieren: 2

Zutaten:

- 1 Tasse Spinat
- 1 Tasse gefrorene Kirschen
- 1 Banane
- 1/2 Tasse Eis
- 1 Tasse Mandelmilch

Wegbeschreibung:

1. Geben Sie alle Zutaten in den Mixerbehälter. Sichern Sie den Deckel.
2. Beginnen Sie mit dem Mixen auf niedriger Geschwindigkeit, erhöhen Sie dann schnell auf die höchste Geschwindigkeit und mixen Sie 1 Minute lang oder bis alles glatt ist.
3. Servieren und genießen.

Nährwert (Menge pro Portion):

- Kalorien 368
- Fett 29 g
- Kohlenhydrate 29 g
- Zucker 18 g
- Eiweiß 4 g
- Cholesterin 0 mg

Mango-Ananas-Pfirsich-Smoothie

Zubereitungszeit: 5 Minuten
Kochzeit: 1 Minute
Servieren: 2

Zutaten:

- 1/2 Tasse Mango
- 1/2 Tasse Ananas
- 1/2 Tasse Pfirsiche
- 2 Esslöffel Eiweißpulver
- 1/2 Esslöffel Honig
- 1 Esslöffel Ingwer, gerieben
- 3/4 Tasse Kokosnussmilch
- 1/2 Esslöffel Zitronenschale
- 1 Zitrone Saft

Wegbeschreibung:

1. Geben Sie alle Zutaten in den Mixerbehälter. Sichern Sie den Deckel.
2. Beginnen Sie mit dem Mixen auf niedriger Geschwindigkeit, erhöhen Sie dann schnell auf die höchste Geschwindigkeit und mixen Sie 1 Minute lang oder bis alles glatt ist.
3. Servieren und genießen.

Nährwert (Menge pro Portion):

- Kalorien 293
- Fett 21 g
- Kohlenhydrate 26 g
- Zucker 20 g
- Eiweiß 3 g
- Cholesterin 0 mg

Süßer Avocado-Smoothie

Zubereitungszeit: 5 Minuten
Kochzeit: 1 Minute
Servieren: 2

Zutaten:

- 2 Avocados, das Fruchtfleisch aushöhlen
- 1 Tasse Eis
- 1 Tasse Mandelmilch
- 1/3 Tasse Kondensmilch

Wegbeschreibung:

1. Geben Sie alle Zutaten in den Mixerbehälter. Sichern Sie den Deckel.
2. Beginnen Sie mit dem Mixen auf niedriger Geschwindigkeit, erhöhen Sie dann schnell auf die höchste Geschwindigkeit und mixen Sie 1 Minute lang oder bis alles glatt ist.
3. Servieren und genießen.

Nährwert (Menge pro Portion):

- Kalorien 500
- Fett 38 g
- Kohlenhydrate 37 g
- Zucker 31 g
- Eiweiß 7 g
- Cholesterin 17 mg

Zimt-Apfel-Smoothie

Zubereitungszeit: 5 Minuten
Kochzeit: 1 Minute
Servieren: 2

Zutaten:

- 2 Äpfel, in Scheiben geschnitten
- 1 Tasse Eiswürfel
- 3/4 Teelöffel gemahlener Zimt
- 1/2 Teelöffel Vanille
- 1 1/2 Esslöffel Chiasamen
- 2 Esslöffel Mandelbutter
- 1/3 Tasse Haferflocken
- 1 1/2 Tassen Mandelmilch

Wegbeschreibung:

1. Geben Sie alle Zutaten in den Mixerbehälter. Sichern Sie den Deckel.
2. Beginnen Sie mit dem Mixen auf niedriger Geschwindigkeit, erhöhen Sie dann schnell auf die höchste Geschwindigkeit und mixen Sie 1 Minute lang oder bis alles glatt ist.
3. Servieren und genießen.

Nährwert (Menge pro Portion):

- Kalorien 685
- Fett 53 g
- Kohlenhydrate 53 g
- Zucker 30 g
- Eiweiß 9 g
- Cholesterin 0 mg

Pfirsich-Himbeer-Smoothie

Zubereitungszeit: 5 Minuten
Kochzeit: 1 Minute
Servieren: 1

Zutaten:

- 3/4 Tasse Pfirsich, zerkleinert
- 1 Tasse Himbeeren
- 1 Teelöffel Honig
- 1/3 Tasse Mandelmilch
- 1/4 Tasse griechischer Joghurt

Wegbeschreibung:

1. Geben Sie alle Zutaten in den Mixerbehälter. Sichern Sie den Deckel.
2. Beginnen Sie mit dem Mixen auf niedriger Geschwindigkeit, erhöhen Sie dann schnell auf die höchste Geschwindigkeit und mixen Sie 1 Minute lang oder bis alles glatt ist.
3. Servieren und genießen.

Nährwert (Menge pro Portion):

- Kalorien 313
- Fett 20 g
- Kohlenhydrate 35 g
- Zucker 24 g
- Eiweiß 4 g
- Cholesterin 0 mg

Keks-Shake

Zubereitungszeit: 5 Minuten
Kochzeit: 1 Minute
Servieren: 1

Zutaten:

- 1 Schokoladen-Graham-Cracker, zerkleinert
- 1/2 Tasse Mandelmilch
- 1 1/2 Tassen Eiswürfel
- 1 Messlöffel Schokoladenproteinpulver
- Prise Salz

Wegbeschreibung:

1. Geben Sie alle Zutaten in den Mixerbehälter. Sichern Sie den Deckel.
2. Beginnen Sie mit dem Mixen auf niedriger Geschwindigkeit, erhöhen Sie dann schnell auf die höchste Geschwindigkeit und mixen Sie 1 Minute lang oder bis alles glatt ist.
3. Servieren und genießen.

Nährwert (Menge pro Portion):

- Kalorien 399
- Fett 32 g
- Kohlenhydrate 18 g
- Zucker 10 g
- Eiweiß 13 g
- Cholesterin 20 mg

Einfacher Erdbeer-Protein-Shake

Zubereitungszeit: 5 Minuten
Kochzeit: 1 Minute
Servieren: 2

Zutaten:

- 8 Erdbeeren
- 5 Tropfen flüssiges Stevia
- 1 Teelöffel Vanille
- 2 1/2 Tassen Mandelmilch
- 2 Messlöffel Molkenproteinpulver

Wegbeschreibung:

1. Geben Sie alle Zutaten in den Mixerbehälter. Sichern Sie den Deckel.
2. Beginnen Sie mit dem Mixen auf niedriger Geschwindigkeit, erhöhen Sie dann schnell auf die höchste Geschwindigkeit und mixen Sie 1 Minute lang oder bis alles glatt ist.
3. Servieren und genießen.

Nährwert (Menge pro Portion):

- Kalorien 216
- Fett 5 g
- Kohlenhydrate 17 g
- Zucker 11 g
- Eiweiß 23 g
- Cholesterin 65 mg

Kaffee-Milchshake

Zubereitungszeit: 5 Minuten
Kochzeit: 1 Minute
Servieren: 2

Zutaten:

- 2 Esslöffel Kakaopulver
- 2 Esslöffel Instant-Kaffee
- 3/4 Tasse Milch
- 4 Kugeln Vanilleeis

Wegbeschreibung:

1. Geben Sie alle Zutaten in den Mixerbehälter. Sichern Sie den Deckel.
2. Beginnen Sie mit dem Mixen auf niedriger Geschwindigkeit, erhöhen Sie dann schnell auf die höchste Geschwindigkeit und mixen Sie 1 Minute lang oder bis alles glatt ist.
3. Servieren und genießen.

Nährwert (Menge pro Portion):

- Kalorien 332
- Fett 16 g
- Kohlenhydrate 39 g
- Zucker 32 g
- Eiweiß 8 g
- Cholesterin 66 mg

Cremiger Erdbeer-Milchshake

Zubereitungszeit: 5 Minuten
Kochzeit: 1 Minute
Servieren: 2

Zutaten:

- 1/2 lb Erdbeeren
- 1/2 Tasse Milch
- 1 Teelöffel Vanille
- 2 Becher Vanilleeis
- 1 1/2 Esslöffel Zucker

Wegbeschreibung:

1. Geben Sie alle Zutaten in den Mixerbehälter. Sichern Sie den Deckel.
2. Beginnen Sie mit dem Mixen auf niedriger Geschwindigkeit, erhöhen Sie dann schnell auf die höchste Geschwindigkeit und mixen Sie 1 Minute lang oder bis alles glatt ist.
3. Servieren und genießen.

Nährwert (Menge pro Portion):

- Kalorien 244
- Fett 8,6 g
- Kohlenhydrate 37 g
- Zucker 31 g
- Eiweiß 5 g
- Cholesterin 34 mg

Pfirsich Limonade

Zubereitungszeit: 5 Minuten
Kochzeit: 1 Minute
Servieren: 2

Zutaten:

- 2 Tassen Pfirsichscheiben
- 1 Tasse Eiswürfel
- 2 Zitronensaft
- 1/4 Tasse Zucker

Wegbeschreibung:

1. Geben Sie alle Zutaten in den Mixerbehälter. Sichern Sie den Deckel.
2. Starten Sie den Mixer auf niedriger Geschwindigkeit, erhöhen Sie dann schnell auf die höchste Geschwindigkeit und mixen Sie 1 Minute lang oder bis zur gewünschten Konsistenz.
3. Servieren und genießen.

Nährwert (Menge pro Portion):

- Kalorien 153
- Fett 0,4 g
- Kohlenhydrate 39 g
- Zucker 39 g
- Eiweiß 1,4 g
- Cholesterin 0 mg

Gesunder Orangen-Smoothie

Zubereitungszeit: 5 Minuten
Kochzeit: 1 Minute
Servieren: 1

Zutaten:

- 1 Tasse Orangensaft
- 1/2 Tasse Karotten, gehackt
- 1/2 Teelöffel Kurkuma
- 1 Teelöffel Ingwer, gehackt
- 1 Banane

Wegbeschreibung:

1. Geben Sie alle Zutaten in den Mixerbehälter. Sichern Sie den Deckel.
2. Beginnen Sie mit dem Mixen auf niedriger Geschwindigkeit, erhöhen Sie dann schnell auf die höchste Geschwindigkeit und mixen Sie 1 Minute lang oder bis alles glatt ist.
3. Servieren und genießen.

Nährwert (Menge pro Portion):

- Kalorien 250
- Fett 1,1 g
- Kohlenhydrate 60,1 g
- Zucker 38 g
- Eiweiß 3,7 g
- Cholesterin 0 mg

Einfache Ananaslimonade

Zubereitungszeit: 5 Minuten
Kochzeit: 1 Minute
Servieren: 2

Zutaten:

- 2 Tassen Ananasstückchen
- 1 Tasse Eiswürfel
- 1 Zitrone Saft

Wegbeschreibung:

1. Geben Sie alle Zutaten in den Mixerbehälter. Sichern Sie den Deckel.
2. Beginnen Sie mit dem Mixen auf niedriger Geschwindigkeit, erhöhen Sie dann schnell auf die höchste Geschwindigkeit und mixen Sie 1 Minute lang oder bis alles glatt ist.
3. Servieren und genießen.

Nährwert (Menge pro Portion):

- Kalorien 82
- Fett 0,2 g
- Kohlenhydrate 21,7 g
- Zucker 16,3 g
- Eiweiß 0,9 g
- Cholesterin 0 mg

Gesunder tropischer Smoothie

Zubereitungszeit: 5 Minuten
Kochzeit: 1 Minute
Servieren: 2

Zutaten:

- 1/2 Tasse Ananas
- 1/2 Tasse Mango
- 1/2 Banane
- 1 Esslöffel Orangensaft
- 1/2 Tasse Kokosnussmilch

Wegbeschreibung:

1. Geben Sie alle Zutaten in den Mixerbehälter. Sichern Sie den Deckel.
2. Beginnen Sie mit dem Mixen auf niedriger Geschwindigkeit, erhöhen Sie dann schnell auf die höchste Geschwindigkeit und mixen Sie 1 Minute lang oder bis alles glatt ist.
3. Servieren und genießen.

Nährwert (Menge pro Portion):

- Kalorien 213
- Fett 14,6 g
- Kohlenhydrate 22,5 g
- Zucker 16 g
- Eiweiß 2,3 g
- Cholesterin 0 mg

Spinat-Gurken-Smoothie

Zubereitungszeit: 5 Minuten
Kochzeit: 1 Minute
Servieren: 4

Zutaten:

- 1 Avocado, das Fruchtfleisch aushöhlen
- 1 Salatgurke
- 1 1/2 Tassen Spinat
- 1 Apfel, gewürfelt
- 4 Datteln, entsteint
- 2 Tassen Mandelmilch

Wegbeschreibung:

1. Geben Sie alle Zutaten in den Mixerbehälter. Sichern Sie den Deckel.
2. Beginnen Sie mit dem Mixen auf niedriger Geschwindigkeit, erhöhen Sie dann schnell auf die höchste Geschwindigkeit und mixen Sie 1 Minute lang oder bis alles glatt ist.
3. Servieren und genießen.

Nährwert (Menge pro Portion):

- Kalorien 445
- Fett 38 g
- Kohlenhydrate 28 g
- Zucker 16 g
- Eiweiß 4,9 g
- Cholesterin 0 mg

Gesunder Haferflocken-Smoothie

Zubereitungszeit: 5 Minuten
Kochzeit: 1 Minute
Servieren: 2

Zutaten:

- 1/4 Tasse schnelle Haferflocken
- 1/2 Teelöffel Zimt
- 1/2 Teelöffel Vanille
- 1/4 Tasse Ahornsirup
- 1 Esslöffel Erdnussbutter
- 1/2 Tasse Mandelmilch
- 1 Banane
- Prise Salz

Wegbeschreibung:

1. Geben Sie alle Zutaten in den Mixerbehälter. Sichern Sie den Deckel.
2. Beginnen Sie mit dem Mixen auf niedriger Geschwindigkeit, erhöhen Sie dann schnell auf die höchste Geschwindigkeit und mixen Sie 1 Minute lang oder bis alles glatt ist.
3. Servieren und genießen.

Nährwert (Menge pro Portion):

- Kalorien 261
- Fett 5 g
- Kohlenhydrate 51 g
- Zucker 33 g
- Eiweiß 4 g
- Cholesterin 51 mg

Banane-Kiwi-Smoothie

Zubereitungszeit: 5 Minuten
Kochzeit: 1 Minute
Servieren: 2

Zutaten:

- 1 Banane
- 1 Tasse Eiswürfel
- 1 Tasse griechischer Joghurt
- 1 Limettensaft
- 1/2 Tasse Mandelmilch
- 2 Kiwi, schälen & zerkleinern

Wegbeschreibung:

1. Geben Sie alle Zutaten in den Mixerbehälter. Sichern Sie den Deckel.
2. Beginnen Sie mit dem Mixen auf niedriger Geschwindigkeit, erhöhen Sie dann schnell auf die höchste Geschwindigkeit und mixen Sie 1 Minute lang oder bis alles glatt ist.
3. Servieren und genießen.

Nährwert (Menge pro Portion):

- Kalorien 237
- Fett 14,9 g
- Kohlenhydrate 27 g
- Zucker 16 g
- Eiweiß 2,9 g
- Cholesterin 0 mg

Cremiger Kirschen-Smoothie

Zubereitungszeit: 5 Minuten
Kochzeit: 1 Minute
Servieren: 2

Zutaten:

- 1 1/2 Tassen Kirschen
- 1 Tasse griechischer Joghurt
- 1 Banane
- 1 1/2 Tassen Apfelsaft

Wegbeschreibung:

1. Geben Sie alle Zutaten in den Mixerbehälter. Sichern Sie den Deckel.
2. Beginnen Sie mit dem Mixen auf niedriger Geschwindigkeit, erhöhen Sie dann schnell auf die höchste Geschwindigkeit und mixen Sie 1 Minute lang oder bis alles glatt ist.
3. Servieren und genießen.

Nährwert (Menge pro Portion):

- Kalorien 163
- Fett 0,6 g
- Kohlenhydrate 40 g
- Zucker 29 g
- Eiweiß 1,3 g
- Cholesterin 0 mg

Fazit

Der Vitamix 5200 ist eines der beliebtesten und meistverkauften Modelle der leistungsstarken Mixer auf dem Markt. Das Vitamix 5200 Modell wurde erstmals im Jahr 2007 eingeführt, so dass es in der Nähe von etwa 14 Jahren der Geschichte, Haltbarkeit und Zuverlässigkeit hat. Die Tausende von Kundenrezensionen machen ihn zu einem der beliebtesten Küchenhelfer. Er erfüllt Ihre Mixer-Bedürfnisse, indem Sie einfach gefrorene Früchte oder Gemüse hinzufügen und innerhalb weniger Sekunden einen gesunden Smoothie zubereiten.

Dieses Kochbuch enthält gesunde und leckere Vitamix Mixer Rezepte, die aus verschiedenen Kategorien wie Vorspeisen, Suppen, Salsas, Dressings, Saucen, Aufstriche, Desserts und Getränke stammen. Die Rezepte in diesem Buch sind einzigartig und in einer leicht verständlichen Form geschrieben. Alle Rezepte beginnen mit ihrer Zubereitungs- und Kochzeit (Mixen), gefolgt von einer Schritt-für-Schritt-Anleitung. Am Ende eines jeden Rezepts sind die Nährwertangaben aufgeführt. Die Nährwertangaben helfen dabei, den Überblick über die tägliche Kalorienzufuhr zu behalten.

CPSIA information can be obtained
at www.ICGtesting.com
Printed in the USA
BVHW052332160621
609641BV00005B/816

9 781639 350476